A arte de seguir em frente

um manual em primeiríssima pessoa

Editora Appris Ltda.
1.ª Edição - Copyright© 2024 dos autores
Direitos de Edição Reservados à Editora Appris Ltda.

Nenhuma parte desta obra poderá ser utilizada indevidamente, sem estar de acordo com a Lei nº 9.610/98. Se incorreções forem encontradas, serão de exclusiva responsabilidade de seus organizadores. Foi realizado o Depósito Legal na Fundação Biblioteca Nacional, de acordo com as Leis nᵒˢ 10.994, de 14/12/2004, e 12.192, de 14/01/2010.

Catalogação na Fonte
Elaborado por: Josefina A. S. Guedes
Bibliotecária CRB 9/870

C377a
2024
	Cavallari, Paola
	    A arte de seguir em frente: um manual em primeiríssima pessoa / Paola Cavallari. – 1. ed. – Curitiba: Appris, 2024.
	    206 p. ; 23 cm.
	
	    ISBN 978-65-250-5601-2
	
	    1. Ficção brasileira. 2. Maturidade. 3. Relações humanas. I. Título.
	
	                                                            CDD – B869.3

Livro de acordo com a normalização técnica da ABNT

Appris editora

Editora e Livraria Appris Ltda.
Av. Manoel Ribas, 2265 – Mercês
Curitiba/PR – CEP: 80810-002
Tel. (41) 3156 - 4731
www.editoraappris.com.br

Printed in Brazil
Impresso no Brasil

A arte de seguir em frente

um manual em
primeiríssima pessoa

Paola Cavallari

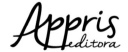

FICHA TÉCNICA

EDITORIAL	Augusto V. de A. Coelho
	Sara C. de Andrade Coelho
COMITÊ EDITORIAL	Marli Caetano
	Andréa Barbosa Gouveia - UFPR
	Edmeire C. Pereira - UFPR
	Iraneide da Silva - UFC
	Jacques de Lima Ferreira - UP
SUPERVISOR DA PRODUÇÃO	Renata Cristina Lopes Miccelli
PRODUÇÃO EDITORIAL	Bruna Holmen
REVISÃO	Simone Ceré
DIAGRAMAÇÃO	Yaidiris Torres
CAPA	Mateus Porfírio

A todas as mulheres do mundo.

Que sabem, mas nem sempre acreditam,
que são capazes de enfrentar qualquer desafio.

Agradecimentos

Mais uma vez agradeço ao Lucas Arantes por ter se proposto a ensinar o caminho das pedras para quem quer escrever; graças aos seus ensinamentos, pude realizar um sonho, fui capaz de escrever um livro, este é o segundo, sinal que ele é muito bom no que faz.

Agradeço aos meus colegas de mentoria com quem trilhei esse caminho, na busca do texto perfeito. Sozinhos vamos mais rápido, mas juntos, muito mais longe, com eles me sinto parte da matilha.

À Ana Gentil e sua equipe, que revisaram meu primeiro texto e me fizeram acreditar que era possível continuar.

Às minhas amigas da ginástica, que me fazem continuar a praticar exercícios e não me deixam desistir de ser quem eu sou, nem me acomodar na minha zona de conforto.

Às minhas amigas do maternal, com quem eu cultivo a mais antiga amizade da minha vida, com quem eu tenho o maior orgulho de conviver.

Aviso

Esta é uma obra ficcional baseada em fatos reais.

Uma obra do tipo: quase verdade. Parece verdade, parece mentira, mas não é.

Sem nenhuma obrigação com a verdade ou com a mentira, só sei que eu quero que seja ficção.

É uma viagem para dentro, um encontro com a minha maneira de ver o mundo, as coisas e as pessoas.

Ao ler este livro, o leitor pode imitar o meu jeito de falar, minha voz, meus trejeitos, pois mesmo muita coisa sendo mentira, são mentiras que eu inventei.

É tudo mentira, menos as receitas que são todas testadas e quase todas aprovadas, mas não existem garantias.

escrever é parte do meu grito.

(neto vital)

Sumário

1 - NUMA GAVETA 17
Torta de palmito da Palmirinha 17
Aligot 18
Petit Gâteau 18
2021 18

2 - A GENTE QUER SAÍDA PARA QUALQUER PARTE 25

3 - COM AÇÚCAR, COM AFETO 31

4 - DIANTE DA VISÃO DA INFINITA BELEZA 34

5 - EU NEM SEI QUEM EU SOU SEM VOCÊ 38

6 - QUEM PODERÁ FAZER AQUELE AMOR MORRER 41

7 - É AQUI QUE NOS SEPARAMOS 49

8 - E EU NÃO VOU SÓ 57

9 - UM MUNDO DE POSSIBILIDADES 59

10 - TROUXA! MUITO TROUXA! 64

11 - UMA OLHADINHA SÓ 66

12 - CONTROLE EXTERNO? 68
Farofa de banana 71

13 - ESPELHO, ESPELHO MEU 72
Massa de macarrão caseiro 75

14 - DEDINHO PRA CÁ, DEDINHO PRA LÁ 76

15 - EU SOU UM POUCO DE CADA MULHER QUE PASSOU PELA MINHA VIDA 80
Carne de panela 83

16 - AI BLÁ BLÁ BLÁ BLÁ BLÁ BLÁ BLÁ BLÁ BLÁ 84
Ti ti ti ti ti ti ti ti ti 84

17 - EDUARDO E MÔNICA TROCARAM TELEFONE.................. 90
    Depois decidiram se encontrar 90
    Canja de galinha.. 100

18 - IMATERIALIDADE DIALÉTICA DA FANTASIA ROMÂNTICA NA MATURIDADE NO NOVO MILÊNIO (CONTÉM IRONIA)............ 101

19 - A CONCRETUDE DA FRUSTRAÇÃO EPISTEMOLÓGICA (MAIS IRONIA AINDA)... 109

20 - FABULAÇÕES SEM ENGENHOSIDADE 113
    Purê de mandioquinhas................................. 120

21 - COMPLEXIDADE DA DETERIORAÇÃO DISRUPTIVA DO PROCESSO DE BUSCA DE RELACIONAMENTOS AFETIVOS......... 121
    Salvando o arroz...................................... 124

22 - SE EU ME FRUSTRAR MAIS UMA VEZ NEM VOU PERCEBER.... 125
    Mentirinha... 128

23 - DO CHÃO NÃO PASSA................................... 129
    Suflê de queijo 131

24 - PENSO CHE UN SOGNO COSÌ NON RITORNI MAI PIÙ 132

25 - ALL IN... 136

26 - ACORDA MENINA!..................................... 138

    Careca de velho (Pudim) 140

27 - A VIDA COMO ELA É 141
    Canja de galinha – do meu jeito....................... 147

28 - ONDE EU FUI ESTACIONAR MEU CHEVETTE?................ 148

29 - BICHOS ESCROTOS SAIAM DOS ESGOTOS................... 150
    Cookies com gotas de chocolate 156

30 - EXPECTATIVA ZERO, UM CAFÉ A MAIS NÃO FAZ MAL........ 158

31 - TED/DOC OU PIX EMOCIONAL........................... 161

32 - PERIGO. PERIGO. PERIGO 163

33 - LEMBRE-SE DE QUEM VOCÊ É........................... 166

34 - RELÓGIO DE PONTO 169
   Bolotas de carne moída com molho branco 175

35 - TÁ VENDO ESSA LÁGRIMA AQUI NO CANTO DO MEU OLHO? É SÓ O MEU ORGULHO FERIDO.. 176
   Macarrão a la carbonara ao limone............................... 177

36 - RECONHECE A QUEDA E NÃO DESANIMA 178

37 - DESDE SEMPRE UMA CRICA CONVICTA..................... 180

38 - AQUI NINGUÉM VAI PRO CÉU 184

39 - TRILILIM, TRILILIM, ALGUÉM GOSTOU DE MIM.............. 187
   Suspiros 190

40 - PARECE, MAS NÃO É 191

41 - COMPREENDER O OUTRO É O PRIMEIRO ATO PARA ATRAIR COMPREENSÃO PARA SI 194
   Bolo Mané... 195

42 - MAY THE FOURTH BE WITH YOU............................. 197

43 - QUE EU QUERO ESTAR JUNTO A TI........................... 200

NOTAS SOBRE O LIVRO 201

1

Numa gaveta

Torta de palmito da Palmirinha

Para a massa

2 xícaras (chá) de farinha de trigo, 150 g de manteiga ou margarina, 1 gema, 1 pote de iogurte natural, 1 colher (chá) sal, 1 gema para pincelar

Para o recheio

3 colheres (sopa) de azeite, 1 cebola picada, 1 tomate picado, 1 vidro grande de palmito, 1/2 xícara (chá) de azeitonas, 1 lata de ervilha, 1/2 xícara (chá) de salsa e cebolinha, 1 pote de requeijão cremoso, 1 colher (sopa) de farinha de trigo, sal e pimenta a gosto

Modo de fazer - recheio

Em uma panela, aqueça o azeite e refogue a cebola. Junte o tomate picado e frite. Adicione o palmito, a ervilha, as azeitonas, o sal e a pimenta. Cozinhe por alguns minutos. Acrescente o requeijão cremoso, a salsa, a cebolinha e a farinha. Cozinhe por mais alguns minutos. Coloque em um recipiente e reserve.

Modo de fazer - Massa

Em um recipiente, coloque a farinha de trigo (mas reserve um pouco dela), a manteiga ou a margarina, o sal, a gema e o iogurte. Misture com as mãos (neste momento, se for necessário, utilize a farinha reservada para dar o ponto). Deixe descansar por aproximadamente 10 minutos coberta com um pano. A seguir, abra parte da massa com auxílio do rolo. Coloque em assadeira redonda (n.º 24) de fundo falso. Espere o recheio estar frio e coloque sobre a massa. Abra o restante da massa e cubra a torta. Pincele com a gema.

Aligot

1,2 kg de batatas – 75 g de manteiga – 1 dente de alho – 600 g de queijo em lâminas (ementhal, gruyère ou tipo suíço) – 4 colheres de sopa de creme de leite fresco – sal a gosto

Cozinhe as batatas e amasse-as ainda quentes, numa panela de fundo espesso e leve ao fogo bem fraco. Mexa com uma colher de pau e acrescente aos poucos a manteiga.

Retire a panela do fogo, coloque em banho-maria e adicione um dente de alho amassado. Finalmente, incorpore o queijo em lâminas finas e o sal.

Uma vez incorporado o queijo, adicione o creme de leite fresco e continue mexendo bem e levantando a colher durante 10 a 15 minutos.

Sirva bem quente, de preferência, na própria panela.

Petit Gâteau

200 gramas de chocolate amargo derretido – 160 gramas de manteiga – 160 gramas de açúcar – 3 ovos – 80 gramas de farinha de trigo

Misturar tudo, bem misturadinho.

Untar forminhas (tipo de empadinha) e enfarinhar com chocolate – Despejar a massa nas forminhas – Assar em forno quente por 7 minutos – Desenformar e servir ainda quente com sorvete!

2021

Encontrei esse caderno sem uso na última gaveta da cozinha, estava lá para que eu anotasse minhas receitas, mas como se pode perceber, não copio receitas há muito tempo.

Nem as gavetas da cozinha foram abertas.

Junto com o caderno, numa bagunça sem fim estavam meus medidores, espátulas e forminhas, todos misturados, uma infinidade de apetrechos que hoje nem consigo lembrar para que servem, eu usei essas coisas alguma vez na minha vida?

Quando foi que usei alguma dessas traquitanas?

Ou, quando foi que anotei uma receita? Provavelmente essas receitas copiadas nas páginas anteriores, o motivo de ter copiado, está vivo na minha memória.

Quando foi a última vez que usei uma receita copiada para fazer uma comida?

Dessas, eu fiz mais de mil vezes a torta de palmito, já sei de cor, as outras eu nunca fiz, apesar das solicitações, além de ter achado muito sem graça essa de batata com queijo derretido.

Óbvio demais, receita de menino enjoado que resolveu se fazer de entendido na cozinha. O mesmo cara que diz que usa um *blend* de carne moída para fazer hambúrguer artesanal. Um *blend* de farinhas para fazer a "pasta", gourmetização da massa nossa de todo domingo.

Aliás, esse Aligot é pura frescura, gourmetização do purezinho de batata de todo dia, nos restaurantes chiques por aí, o garçom vem com um par de colheres enormes com uma quantidade generosa da iguaria, faz uns malabarismos com a comida e pinga a quantidade de meia colher de sobremesa no prato, pronto é isso que você vai comer, meia unidade de massa de batata e queijo com preço de lagosta ao termidor.

Pura frescura!

O caso é que não deu tempo, por isso que eu não fiz.

Teria feito, uma vez, ao menos, aqui seria servido com mais generosidade, mas não tive essa oportunidade.

Com certeza você ia gostar, talvez até eu gostasse.

Criei uma antipatia irremediável a homens fazendo compras, vira e mexe na fila do açougue aparecia um sujeito pedindo para moer 400 gramas de patinho com 200 de picanha.

Eles ainda devem fazer filas no açougue, eu que deixei de entrar nessa fila, eu não vou mais ao açougue. Deixei de comer carne, como se isso fosse possível, eu deixei de comer carne.

Na maior cara dura, sem que ninguém me perguntasse, ensinava: "faz com fraldinha, ou capa de filé", o hambúrguer com fraldinha fica mil vezes mais saboroso e suculento que o feito com outras carnes mais magras. "Calcule umas cento e vinte gramas para cada hambúrguer, numa tigela tempere com sal e pimenta, se quiser um pouquinho de páprica e só, forme os hambúrgueres. Para ficar maravilhoso é só esquentar bem a frigideira, não precisa de muito óleo, só um pouquinho para não deixar grudar, frita de um lado, quando virar, já coloca o queijo, pingar um pouquinho de água e tampe, quando o queijo derreter, está pronto", eu ensinava mesmo.

O açougueiro se divertia com as minhas sugestões, e concordava comigo, apesar de não se pronunciar, ele não abria a boca, tinha medo de perder os clientes.

Os caras descobriram o caminho da cozinha e agora ficam querendo ensinar o padre-nosso para a madre superiora. Nunca mais fiz hambúrguer.

E a culpa é das mulheres? Não, não é culpa das mulheres, culpa é pesado demais para a situação!

As mulheres, exaustas de tantas obrigações, batem palminhas para qualquer copo que o marido leva até a pia. Se ele lavar a louça depois do jantar, ela esquece que está cansada ou com dor de cabeça.

As circunstâncias da minha vida finalizaram essa prática de copiar receitas, hoje, eu quase não cozinho mais, se cozinho, só de improviso, meus refogados de legumes, meus "tofuletes", nome que eu uso para um tipo de omelete só que no lugar dos ovos, uso tofu, além de temperos, muito tomate e pimentão, minhas sopas e caldos para variar e as saladas com molhos inventados na hora. Hábitos de uma pessoa que valoriza muito cada uma das refeições, que nunca deixa de pôr a mesa com guardanapos de pano, louça fina e talheres de prata.

Aliás, acho que esse hábito de copiar receitas deve ter sido extinto no mundo! Não precisa mais copiar, é só olhar na internet! Tem tudo, filmado e explicado nos mínimos detalhes, eu mesma sigo alguns perfis de culinária, não faço nada, mas assisto tudo.

Minha avó, caso único, tinha seus cadernos de receitas, que eram muito usados, tanto para serem consultados quanto para receber novas receitas, suas folhas acabavam e o caderno estragava.

Aí, em ato contínuo, ela copiava as receitas em outro caderno.

Várias vezes eu copiei receitas para ela, minhas irmãs e primas também eram convocadas para essa missão, eu adorava copiar receitas para ela, já encontrei muitos desses cadernos com receitas copiadas com a minha letra de criança.

Nem é um achado tão inusitado, afinal ela tinha uma coleção de cadernos copiados com as mesmas receitas, conforme ela foi ficando mais prática, ia resumindo as receitas a ponto de ter algumas anotadas assim:

- 3 ovos
- açúcar
- farinha
- leite
- sal
- canela
- Misture e asse.

Só não aposto na lista de compras pois tem esse modo de fazer, mas a pergunta é: fazer o quê?

Já o caderno da irmã dela era pura organização, ganhei uma cópia da minha prima, tudo escrito numa letra comercial, caprichada. Cada uma com seu estilo.

Apesar da organização do caderno da minha tia, minha avó cozinhava mais. Depois que ela morreu, tive vontade de comer macarrão verde, liguei para minha tia que confessou: "eu nunca fiz, mas sua avó substituía um ovo por um maço de espinafre cozido e batido no liquidificador com os ovos, depois é só colocar essa mistura na farinha e amassar, como um macarrão qualquer."

Mesmo sem nunca ter feito macarrão, eu sabia a receita de cor, para cada pessoa um ovo, para cada ovo cem gramas de farinha, era assim que ela, a mãe dela fazia a massa.

Eu fiz, cheguei a sentir a mão da minha avó guiando minhas mãos enquanto trabalhava a massa, era como se ela e minha bisavó estivessem ao meu lado, naquele dia me sentia abraçada por elas, elas estavam lá comigo, garantindo que ficasse como a que elas faziam.

E ficou, uma delícia, não coloquei molho nenhum, fiz na manteiga com parmesão, como minha avó fazia. Agora, quando eu faço massa verde, não cozinho o espinafre, bato o maço todo cru mesmo, a massa fica mais verde!

Como se poderia imaginar, a cozinha já foi a peça mais importante desta casa, os ritmos da família determinavam a hora de preparar a comida, hora de comer, tudo girava em torno desse relógio sem ponteiros, das rotinas de cada um, receitas variadas eram importantes nesse cotidiano para responder exatamente essa pergunta: fazer o quê?

Por preguiça e praticidade, acabei determinando um cardápio semanal inspirada nos restaurantes populares da cidade, mas no lugar do virado paulista, arroz, tutu de feijão com linguiça e couve, feijoada como nesses estabelecimentos, fiz escolhas que agradavam a torcida e nem eram muito difíceis de se fazer, estrogonofe, rosbife com salada de batata, torta de palmito, bolo de carne, panquecas, muitas panquecas, receitas variadas com carne moída, hambúrguer, picadinho, quibe.

Nos finais de semana, escalopinho com suflê e suas variações, no domingo, infalível durante um tempo, macarrão de forno, uma receita portuguesa considerada blasfêmia para os italianos! Pessoalmente tenho minhas reservas ao macarrão de forno, mas como agradava a parte importante do eleitorado, engolia minha birra e fazia e comia. Sim, eu jogava para a torcida, sim!

Nunca tinha comido macarrão de forno na minha vida, um refratário retangular, com camadas de macarrão, molho branco, presunto, muçarela e muito parmesão, até conhecer minha sogra, como morava sozinha, sua cozinha havia se resumido a quase nada, o macarrão de forno era o coringa para os dias com visitas.

Precisei de um tempo para "traduzir" o nome dos pratos da minha sogra para o meu vocabulário, o que ela chamava de risoto, na minha casa se chamava arroz de forno, mais uma receita que eu suspeito ser legitimamente brasileira, da década de 1960, receita com as sobras de arroz do dia anterior, colocado num refratário, misturado a cenouras raladas, ervilhas, azeitonas em rodela, quadradinhos de presunto e queijo, regado com molho de tomates coberto com parmesão, e colocado no forno até que o queijo esteja derretido. O meu risoto é aquele com arroz, de preferência o arbóreo, mas fica bom com qualquer arroz, eu garanto, refogado na cebola com manteiga, regado com vinho, champignons, depois, sem parar de mexer, vai se acrescentando o caldo até que esteja cremoso, no final mais uma boa colherada de manteiga e parmesão, pode ser servido na panela.

Até que precisei me dedicar às pesquisas, aquelas receitas conhecidas, aquelas mais seguras e infalíveis começaram a enjoar. Começou a sobrar comida e narizes torcidos apareceram de repente.

Nem sempre essa pesquisa obtinha bons resultados, a última experiência foi um desastre colossal, acho que nunca tinha errado na escolha e na execução como dessa vez.

Vi uma receita na internet e resolvi fazer, foi vergonhoso!

Eram umas porpetinhas de carne moída com temperos que se colocava no pirex ainda cruas, acomodava queijo prato entre as bolotas, cobrindo tudo com molho branco e forno (que ideia idiota!) — resultado?

As bolotas não cozinharam, soltaram água e o molho ficou boiando num líquido de aparência duvidosa, por cima, uma nata queimada, nada apetitosa. Sim, deveriam ter sido fritos ou cozidos antes, mas não era isso que dizia a receita.

Naquela noite senti vergonha, não tinha como me defender!

Não dava para comer! De todos os fracassos na cozinha esse foi o pior. Se eu tivesse feito uma torta de palmito, um suflê de queijo, não tinha errado.

Acho que depois disso não cozinhei mais.

Hoje não há mais essa necessidade, apesar da pergunta continuar a mesma, até para fazer qualquer coisa eu fico me perguntando! Fazer o quê?

Às vezes fico imaginando se eu seria capaz de cozinhar de novo, chego a duvidar que eu cozinhei por tanto tempo e por escolha minha!

Eu não sabia cozinhar, fui obrigada? Obrigada, não, aprendi por preferir comer bem a não ter trabalho, aprendi e agradei. A cozinha não era um terreno desconhecido para mim, talvez por ter passado muitas horas brincando com panelas enquanto minha avó cozinhava, lavando a louça para minha mãe, sabia como as coisas funcionavam.

Conheço pessoas que preferem comer macarrão instantâneo, lasanha congelada a colocar a mão na massa. Eu não, como por prazer, a comida tem que ter sabor, textura, perfume, além de uma apresentação agradável. Por incrível que pareça, aprendi e ainda recebia elogios!

Tenho uma teoria sobre isso, aprendemos a gostar da comida que nos é servida quando somos criança, nos acostumamos com o tempero da casa, com o que tem no prato, aí aprendemos a gostar, lambemos os beiços. Eu estava acostumada com comida boa, feita em casa, passei a fazer as mesmas coisas que minha avó e minha mãe faziam. As crianças adoram a minha comida, mas não eram só elas que elogiavam. Eu cozinho bem, assumo.

Assim até parece que foi um passe de mágica, mas antes de aprender queimei arroz ainda cru, muito leite fervido grudou no meu fogão, solei tudo que foi bolo, pus fora muito alho torrado, consegui até estragar uma posta enorme de bacalhau enquanto dessalgava a coitada, desastre total.

Ao chegar da lua de mel, descobri que não sabia fazer feijão, fiquei olhando para a panela de pressão, naquela cozinha novinha em folha, de armários brancos imaculados, imaginando como aquilo poderia funcionar, fui salva pelo marido, que aprendeu a fazer feijão com a avó no interior.

Demorei até aprender que fermento se testa antes de usar, num copo com um dedo de água coloca-se uma pontinha de fermento, quanto mais ele espumar mais potente ele está, nesse caso se a receita diz para colocar duas colheres de sopa, coloque uma colher de sobremesa, se não vai acontecer o que aconteceu comigo mais de uma vez, meus bolos cresceram tanto e escorreram da forma pelo forno, criando uma crosta queimada, defumando a cozinha, inutilizando o forno até que uma limpeza terminal fosse feita. Ainda aprendi que a acidez do molho de tomate se neutraliza com fermento, apesar de muita gente achar que é com açúcar.

Além de mais de uma vez ter confundido açúcar com sal e vice-versa, até hoje as crianças lembram de ter levado para a escola um suco de uva salgado. E o quibe doce? Tanto trabalho hidratando o trigo, espremendo no pano, depois ao juntar o trigo com a carne, colocar pimenta, enfiei a mão no pote de açúcar depois de bem amassado, arrumei na forma e assei. Desastre total. Percebi que alguma coisa não estava certa quando senti um cheiro de caramelo vindo da cozinha.

Uma vez, tinha um monte de pão dormido em casa, fatiei tudo, coloquei no forno, esqueci, levei as crianças para o parquinho, de lá uma vizinha comentou: "tem alguém fazendo torrada" e eu respondi: "ai que delícia".

Quando voltei para casa precisei abrir todas as janelas, inutilizei a forma de tão grudados os pedaços de pão em forma de carvão ficaram.

São tantos os exemplos que não consigo lembrar de todos! Sempre há tempo para mais um desastre.

Desejo, necessidade, vontade

Necessidade, desejo

Necessidade, vontade

Necessidade, desejo

Necessidade, vontade

Necessidade, desejo

Necessidade, vontade

Necessidade

Comida - Titãs

2

A gente quer saída para qualquer parte

Essa casa sempre foi uma casa com cheiro de alho frito do refogado do arroz, da abobrinha, da couve, uma casa com cheiro de molho de tomate, cebola refogada para a sopa e de molho madeira para o rosbife. Uma casa com chiado de panela de pressão cheia de sopa, feijão ou até um bife rolê.

A maternidade, a vida em família foram consumindo meu tempo, fui deixando de fazer muitas coisas que eu gostava por não ter capacidade de organizar tudo.

Muitas coisas que eu fiz, fiz por uma noção de dever, mas deixei de lado alguns sonhos, muitos desejos e vontades.

Tenho que assumir que muita coisa não fiz por falta de persistência, preguiça e dificuldade com a logística que eu precisava organizar, mas não me arrependo de nada, fiz na minha vida o que era possível, plausível e pertinente.

Não tive persistência para fazer a pós-graduação, que eu achava ser fundamental para minha carreira, mas nem por isso deixei de trabalhar, foram quase trinta anos na sala de aula e algumas experiências como coordenadora pedagógica, não me arrependo dos meus passos.

Afinal, quando eu era professora, a maioria de nós só tinha o magistério, muitas foram fazendo faculdade no decorrer do tempo, eu teria feito pós-graduação mais por vaidade que por necessidade, uma questão de autoafirmação.

Não vou sair por aí dizendo que deixei de fazer coisas por forças alheias, pois eu decidi cada passo que eu dei, até os que eu preferia não ter dado e os que eu não dei também.

Parece estranho, mas é isso. Eu sou responsável pelo meu destino, pela rota que tracei, pelo caminho que percorri. Eu ia dizer que sou a única, mas muitas decisões foram tomadas em conjunto, numa parceria que durou mais de trinta anos

Fiquei constrangida quando percebi que falo sozinha o dia todo e, o pior, faço perguntas que eu mesma respondo como se fosse outra pessoa, e não é só isso, também falo com outras pessoas imaginárias e falo a resposta delas!

Preciso parar com isso.

Tenho medo de me viciar e passar a fazer isso em público, tem quem ande por aí conversando sozinho. Desde a invenção de fones de ouvido com microfone, para os telefones celulares, as pessoas se sentem à vontade para falar o que for, sem se preocupar se tem alguém ouvindo, aliás, acho que muitas pessoas não têm o menor constrangimento, privacidade não está entre os valores mais preservados nos tempos atuais. As pessoas não se incomodam de escancarar a própria vida, conversar pelo viva-voz em público.

Com a obrigatoriedade do uso das máscaras de proteção, durante o tempo da pandemia da Covid-19, essas pessoas estão se sentindo mais à vontade ainda. Com os microfones sem fio, a pessoa sai falando por aí e ninguém consegue saber se é maluca ou está no telefone.

Enquanto escrevo este diário, minhas ideias vão e vêm sem direção, pipocam lembranças, que brotam sem nenhuma lógica.

Lembrei da Dona Maria das Dores, a professora de Português do Ginásio, era assim que se chamava a segunda parte do Ensino Fundamental, a primeira era o Primário, o Ensino Médio se chamava Colegial.

Fico imaginando a cara dela, a Dona Maria das Dores, ao saber que eu continuo fazendo uso da língua escrita que ela tanto prezava, para registrar minhas ideias aleatórias, lembranças perdidas, desejos desvairados e tudo que pode passar pela minha cabeça.

Ela me considerava a pior de todas as alunas, nunca ninguém conseguiu me alcançar, ela fazia questão de dizer em alto e bom som que eu não era capaz de concatenar ideias, que meu texto era desorganizado e caótico.

– Dona Maria das Dores, apesar de a senhora ter se esforçado muito tentando me afastar da escrita, eu continuo escrevendo de maneira desorganizada e caótica e nem ligo para a opinião dos outros. Estou só escrevendo, não pedi para ninguém ler isso.

Lembro de suas aulas, os intermináveis exercícios de análise sintática, sujeito, sujeito oculto, predicado, aposto, verbo transitivo direto, indireto e intransitivo, a senhora dizia que para se escrever bem era preciso saber análise sintática, vai ver é por isso que eu não escrevo bem, nunca entendi nada dessas coisas, pois eu prefiro me arriscar em receitas mirabolantes, tanto na escrita quanto nos meus suflês, nas minhas tortas e nos meus pudins, mesmo que afundem, desmoronem ou grudem.

Dona Maria das Dores, a professora mais mal-humorada da história, nunca quis que eu soubesse que não é preciso conhecer todas as regras antes de começar a escrever, é preciso escrever.

Numa comparação grotesca, existe alguém que aprende a jogar futebol teoricamente, estudando as regras antes e pegando a bola depois, para então sair correndo atrás dela?

Já pensou se a gente só pudesse jogar depois de conhecer todas as regras? Nunca ninguém jogaria! As crianças brincam com a bola livremente, também vão à escolinha, onde aprendem várias jogadas, treinam, treinam e aos poucos vão entrando em campo.

Ou uma comparação mais cotidiana, ninguém aprende a cozinhar assistindo a aulas teóricas, desde que nasce, qualquer criança vê seus adultos cozinhando, conforme vai crescendo, vai participando das atividades cotidianas, primeiro separando feijão, quem nunca se sentou na mesa da cozinha e ajudou a mãe ou a avó separar os grãos bons dos grãos estragados, das pedrinhas? Depois, lavando as batatas, descascando os legumes, de repente a criança com uns oito ou nove anos, quando alcança o fogão, sem precisar de um banquinho, já é capaz de fazer arroz sozinha, por que com a escrita seria diferente, errar faz parte do processo, como se diz por aí, é errando que se aprende.

Primeiro experimentar, errar, tentar de novo, acertar, escrever, as crianças aprendem a ler e escrever, antes de aprender as regras, hoje já se sabe que desde muito pequenas elas estão expostas aos estímulos da escrita, as palavras escritas nas placas de propaganda, familiares lendo, desde de muito cedo constroem hipóteses de como esse sistema funciona, primeiro fazem rabiscos tentando imitar as letras, depois começam a combiná-las na tentativa de formar palavras, quem nunca viu crianças de quatro ou cinco anos arriscando alguma palavra? "MAURO PISTA" querendo dizer macarrão e pizza.

Isso não é invenção minha, é uma pesquisa da psicóloga argentina Emília Ferrero, que eu estudei e apliquei. Nos meus anos de professora primária, vi milhares de vezes crianças tomando posse da escrita e escrevendo lindamente.

Ou seja, Dona Maria das Dores estava totalmente desatualizada nas práticas pedagógicas.

Para os já letrados – é assim que chamamos as pessoas que têm competência para se comunicar por meio da língua escrita –, não precisa escrever tudo certo logo de cara, primeiro se escreve, depois, se quiser publicar alguma coisa, é só revisar o texto, cortar o que for demais, ajustar o que for necessário. E se precisar outra pessoa pode fazer isso!

Dona Maria das Dores, obrigada por me fazer querer continuar sendo rebelde! Agora eu sei muitas coisas que eu não sabia antes. Acho que devo a você a minha escolha profissional, nunca achei que seus métodos deveriam ser reproduzidos.

Conversei com as meninas do Maternal, minhas amigas da vida toda, acho que esse é o único assunto em que concordamos, Dona Maria das Dores não gostava de ninguém, ela era democrática nas suas perversidades, todo dia alguém saía arrasado da aula dela. Velha rabugenta!

Quase não reconheço minha letra, uma letra que foi dominada pela vontade da escrevente. Não lembrava que era capaz de escrever tantas páginas de forma tão uniforme!

No primário, mesmo com tanto exercício de caligrafia, era uma letra insegura, inconstante, titubeante, cacográfica, desleixada, diriam algumas críticas, professoras sem paciência e entendimento do caminho para a conquista de qualquer coisa, o treino.

No ginásio, além de copiar a matéria da lousa, éramos obrigados (a escola já era mista) a passar o caderno a limpo. Até hoje questiono a função disso, além de torturar os estudantes.

Foram quatro anos passando caderno a limpo de oito matérias, isso não garantiu nem aprendizagem, já que eu fazia isso mecanicamente, às vezes eu me perdia que não era capaz de encontrar a linha que estava copiando.

Parágrafos repetidos ou omitidos, palavras esquecidas, cópias sem sentido.

Os professores colocavam um visto no final, quem ia ler aquele monte de cadernos copiados!

O importante era a letra bonita, as lições com títulos e datas copiadas.

Quem estudou nessa escola é reconhecido pela letra. Todos temos uma letra parecida, mas diferentemente das alunas do Des Oiseaux, o colégio das freiras francesas no bairro paulista do Higienópolis, como minha sogra e outras tantas ex-mocinhas de boas famílias. Ou meu avô, meu pai e minha tia, e todos os outros alunos da Escola Americana do Colégio Mackenzie, quase vizinha da escola das mocinhas, a letra das alunas do meu colégio, das herdeiras das ex-mocinhas de boas famílias, era fruto da tentativa de imitar a letra do nosso professor de Geografia, o professor mais querido de todos, que tinha uma letra moderna, cheia de estilo.

Sou de um tempo que velhas metodologias já haviam sido abandonadas, as cartilhas, os pontos copiados da lousa, as aulas expositivas em que o professor palestrava e os alunos copiavam, as canetas tinteiros, as carteiras parafusadas no chão e os tablados para os professores, as cadernetas de presença, mas as alternativas ainda não estavam estabelecidas, tempo de vácuo, tempo da escola que dava os primeiros passos para práticas consideradas modernas, o que era antigo, quais os resultados esperados, tempo de experimentações.

No colegial, que fase! A fase do mínimo esforço necessário, muitas vezes o resultado foi ter quebrado a cara, pois era preciso de mais esforço para atingir o nível do mínimo.

A escola não era a minha prioridade!

Na faculdade, quando eu já iniciava na minha profissão, senti necessidade de voltar aos cadernos de caligrafia e treinar para ter uma letra bonita e caprichada no papel e na lousa, os alunos precisavam entender a minha letra.

Chego a suspeitar que, assim como outras características, eu sempre fui mais exigente comigo do que deveria.

Escrever na lousa, com letra bonita, em linha reta, é um dos maiores desafios da minha vida, talvez tanto quanto executar uma receita copiada num caderno e conseguir alcançar o resultado esperado.

Eu tinha esquecido do prazer que sinto ao correr a caneta pelas linhas do papel, nesse tipo de escrita em que não preciso me preocupar com a forma, cada palavra é revigorante, me fortalece, me alimenta.

Estive por muito tempo intoxicada pelos meus sentimentos, tive medo de olhar para eles de frente e encarar a realidade, achei que não seria capaz, mas chegou a hora de colocá-los no papel.

Assim como em toda intoxicação, a cura está em expelir as substâncias tóxicas. Vômito, diarreia ou verborreia, depende da intoxicação.

No meu caso as substâncias tóxicas não são a realidade, mas a construção que fiz para poder suportá-la. Fantasias sem sentido. Suposições equivocadas. Ideias distorcidas.

Eu já estava isolada antes disso tudo começar, primeiro precisei usar todas minhas forças para não desmoronar, fui forte sim, mas estava estupefata, não acreditava que estava acontecendo comigo, tão injusto e improvável.

Tantas foram as promessas que a vida me fez, acreditei em cada uma delas, sempre achei que no final tudo ia dar certo, que meus pedidos seriam realizados, conforme eu desejava, mas não foi o que aconteceu, ou foi e eu não consigo perceber?

Na minha cabeça cheia de imaturidade quando ainda era uma menina, pensei que, ao me tornar adulta, seria feliz para sempre, tudo se encaixaria sem nenhuma dificuldade, não era isso que estava combinado?

Tudo correria bem. Nenhum susto, nenhuma dificuldade, nenhum tombo, nenhum tropeço ou surpresa pelo caminho?

Meu mundo desmoronou numa linda manhã de inverno, naquele momento percebi que minha vida nunca mais seria a mesma, e as promessas em que eu acreditava não se concretizariam.

Pensava que, depois da queda, não seria capaz de me levantar e seguir adiante.

Depois de uma rasteira como a que eu levei, achava que, depois de cair, jamais conseguiria me levantar, não acreditei na possibilidade de continuar viva.

3

Com açucar, com afeto

Hoje fiquei com vontade de comer ovos nevados.

Se eu fosse fazer os ovos nevados, teria que tirar os ovos da geladeira e esperar que eles ficassem na temperatura ambiente, até poder bater as claras... As claras virariam neve e as gemas um creme quase branco, pensei nas transformações na minha vida.

Tirei um ovo da geladeira e coloquei numa panelinha com água fria, levei a panela para o fogo.

Desde já tenho que deixar claro, eu sempre soube, eu fui uma criança desejada, planejada, meu enxoval foi bordado exclusivamente para mim, minha roupa era engomada e *entiotada*, pode ser que isso pouco signifique hoje em dia, mas naquele tempo era sinal de bem-nascer, se hoje as futuras mamães vão para Miami fazer o enxoval do bebê, quando eu nasci, cada peça era encomendada nas bordadeiras e tricoteiras mais renomadas da cidade, feitas exclusivamente para a criança que em breve nasceria, não se sabia o sexo, não se sabia com exatidão o dia do nascimento, mas cada peça era exclusiva.

Foi assim que eu fui recebida, em berço com babados engomados, foram tantas as visitas na maternidade, tantos presentes que, quando folheio o meu álbum de bebê, imagino um daqueles contos de fadas em que ao nascer a pequena princesa recebe visitas vindas de reinos distantes. Recebi de presente colheres de prata, berloques de ouro, roupa de cambraia, bonecas de louça.

Meus pais se conheciam desde sempre, suas avós eram primas, cresceram e pelo que se conta na família a união entre eles era esperada, começaram a namorar e se casaram e, segundo meu pai, fui concebida na noite de núpcias, num hotel à beira-mar.

Nunca tinha pensado nisso, mas como eles eram complicados!

Teria que colocar o leite esquentando enquanto separava as gemas das claras. Sem tirar os olhos do leite, não pode deixar levantar fervura.

A água ainda está fria, dentro da panela nada acontece, tudo está em completa imobilidade.

Se casaram com pompas e circunstâncias e chuva de pétalas de rosas brancas no final, depois da festa saíram em lua de mel, embarcariam dali a dois ou três dias em um cruzeiro que partiria do porto de Santos, por isso, viajaram até São Vicente e se hospedaram num hotel na Ilha Porchat, eu sei onde é pois meu pai fez questão de me informar diversos detalhes sobre minha concepção.

Aqui eu reviro os olhos e dou um suspiro – aff – a simples ideia da própria concepção é bastante constrangedora, e ele falava disso para todo mundo. Quantas vezes apontou para mim e anunciou: "Olha aí o resultado!"

Na batedeira colocaria as claras para tomarem consistência. Juntaria o açúcar.

No fundo da panelinha aparecem algumas bolinhas.

Minha mãe guarda até hoje, 60 anos depois, a camisola do dia, talvez esse termo seja um termo desconhecido das novas gerações. Caso eu fosse contar essa história para os jovens, talvez precisasse definir: camisola do dia: camisola para a noite do dia do casamento, que no caso da minha mãe consiste numa camisola entremeada de renda francesa cor-de-rosa bordada e um *peignoir* também de renda francesa, maravilhoso, sempre achei lindo. Acho que se bem produzido, dá para ir em qualquer festa de gala com essa camisola.

Existência que não faz sentido, é uma camisola para ser tirada, além de pinicar – eu sou do tipo que se incomoda com roupas que pinicam, renda pinica – e nunca mais ser usada, pois é impossível dormir vestindo qualquer coisa com mais de meio metro de tecido, uma camisola longa e rodada tem, provavelmente, quase três.

Um dia, faz pouco tempo, questionei minha mãe sobre o volume desses itens na bagagem, eles estavam indo viajar, passariam vários dias entre uma cidade e outra. Como iriam lidar com tanta bagagem?

Com as claras já firmes, levaria a tigela para perto do fogão, com duas colheres, pescaria um tanto das claras e iria transferindo de uma colher para outra até formar uma bola de clara. Retiraria com a escumadeira e deixaria escorrer, repita isso até que termine a clara em neve. Transferiria as claras em neve para uma travessa funda.

A água começa a ferver, olho no relógio, conto 6 minutos.

Ela então me contou que no dia do embarque, os pais deles foram até o hotel buscá-los para levá-los ao porto – isso nem combina com meus pais –, então minha mãe entregou a caixa com a camisola e o *peignoir* para minha avó!

Bateria as gemas com gotinhas de baunilha, um pouquinho de amido de milho e açúcar, colocaria o leite em que cozinhei as claras numa tigela, em banho-maria e mexer sem parar para não talhar, até engrossar.

Quero uma clara cozida firme e gema mais líquida.

Coisa mais sem sentido! Por que eles não ficaram em São Paulo, em qualquer hotel classudo? Eles se casaram em 1962, com certeza existia hotel classudo em São Paulo! Com certeza foi uma decisão deles, jovens cheios de sonhos e vontades!

Assim que engrossasse, resfriaria o creme. Assim que estivesse bem morninho despejaria sobre as claras, cobriria com filme plástico e deixaria na geladeira.

Tiro o ovo da panela e coloco num porta-ovo.

Não era nada disso que eu queria falar, eu sou fruto dessa união cercada de expectativas e sonhos, um amor com cara de conto de fadas, conforme o padre recitou: até que a morte os separe.

Minha mãe escolheu meu nome, Mônica, que significa "só", "solitária", "viúva", tem origem no grego *Mónos* derivado da palavra *mónos*, que quer dizer "um", isso só pode ser deboche.

A vida é cheia de pegadinhas, quando eu era criança eu detestava o significado, meu pai dizia que significava única.

Dá para imaginar quantas promessas a vida me fez?

Em outros tempos eu teria feito esse doce, quem diria, ovo, açúcar e leite.

Com a ponta de uma colher de chá, quebro o topo da casca, com as pontas dos dedos colocou uma pitada de sal.

Um ovo *mollet* era tudo que eu estava precisando nesse momento.

4

Diante da visão da infinita beleza

Devo estar mesmo variando...

Agora tudo que acontece comigo eu descrevo em minha cabeça:

"Era uma manhã de primavera, o sol despontava no horizonte, acordava a cidade com sua luz dourada.

Um raio de sol que atravessou uma fresta da janela iluminou delicadamente o cômodo.

Antes mesmo de abrir os olhos, Mônica escutava o alegre gorjear das aves nas árvores do pátio. Ficou ainda alguns instantes na cama, pensando no dia que tinha pela frente...".

Muito pretensiosa que eu sou!

No fundo, no fundo eu queria ser escritora, passar minha vida sentada na frente de uma máquina de escrever (imagine a minha fantasia, uma máquina de escrever – o computador não deixa de ser uma máquina de escrever, também de escrever), imaginando a vida dos outros, outro esses, todos inventados, seres que habitam minhas fantasias.

Mas antes preciso melhorar muito o meu texto, não dá para escrever um livro todo com descrições chinfrins dessas!

Vamos, Mônica! Você não é única? Você é capaz de fazer melhor que isso! Lembre-se Dona Maria das Dores está no time adversário, torcendo para você errar, falhar, desistir, você não vai encarar?

"Era uma manhã de primavera, o sol despontava no horizonte, acordava a cidade com seus raios dourados.

Um feixe de luz invadiu o cômodo. Iluminou o centro do quarto, os cantos continuavam escuros.

A arte de seguir em frente

Já há muito tempo a veneziana estava emperrada, não era possível fechá-la por completo, só deus sabe como, permitindo a entrada de luz, que refletia no espelho da porta do armário embutido, acertando em cheio os olhos de Mônica, que acordou depois de mal conseguir conciliar o sono. Antes de abrir os olhos, tateou o espaço vazio ao seu lado, mas imediatamente lembrou de sua condição.

Mais uma noite mal dormida, uma mistura de insônia com sonhos atrapalhados, pensamentos desordenados. A sensação de um sono de vagalume, um dorme-acorda interminável, quase como ter dormido acordada.

Talvez devesse deixar de tomar tanto café, depois das três da tarde e escolher chá de cidreira, camomila ou erva-doce.

Muito antes do despertador tocar, os pássaros cantam alvoroçados nas árvores, é início da época de acasalamento dos sabiás-laranjeira, o pássaro, muito comum na capital paulista, o macho atrai a fêmea com seu canto estridente e ritmado, em lugares silenciosos eles começam a cantar lá pelas seis da manhã, em São Paulo, para driblar a barulheira a função começa sempre perto das quatro, a cantoria determinava o despertar de quem quer que fosse, Mônica tentou, em vão, se proteger da luz e do barulho, enterrando sem sucesso a cara no travesseiro." – Onde, dona Maria das Dores, que eu não sei escrever?

Pensei agora na história de uma mulher que, já na idade madura, descobre ser filha da tia e sobrinha daquela que foi apresentada como sua mãe.

Muita gente já me incentivou, dizem que eu escrevo bem, viu, Dona Maria da Dores? A sua não é a única opinião que conta.

Apesar de achar essas pessoas muito delicadas, acredito que não teria fôlego para escrever um livro inteiro, sempre que escrevo alguma história, em duas ou três páginas eu dou conta do enredo todo!

Talvez essa seja uma daquelas coisas que fui deixando pelo caminho, imagine se eu teria tido tempo de me dedicar à escrita?

Eu não tinha tempo de fazer nada sem ser interrompida por um choro, um pedido, uma atividade que exigia minha presença imediata. Durante um bom tempo, nem fechar a porta do banheiro eu podia.

Como sobrevivi à minha própria vida? Eu mereço descansar, não quero fazer nada. Não quero me comprometer, imagine se eu vou me desafiar, sair da minha zona de conforto? Lutei tanto pela minha zona de conforto, não é agora que vou desistir dela.

Cansei das obrigações, agora eu só quero os prazeres.

Sou obrigada a rever minhas certezas, eu não sabia, acabei de ouvir uma história, sobre o que é afinal zona de conforto, acho que preferia ter continuado na ignorância. Pode ser que seja mais uma dessas invenções motivacionais, pode ser, ainda assim o conhecimento compromete, sabendo disso vou ter que lidar com essa ideia estapafúrdia.

No inverno gelado nos países nórdicos, os passarinhos ficam empoleirados nas árvores perto de onde as vacas pastam, os passarinhos regelados não saem de perto, até que a vaca defeca, o passarinho, sem perder tempo, mergulha no monte de fezes, fica lá para aproveitar o calor. Isso é a zona de conforto, quentinha, mas uma merda!

Continuo duvidando que eu consiga sair do meu quentinho e abraçar qualquer coisa fora do planejado, vou acabar abandonando o projeto, arquivar tudo e desistir, depois digo para quem me perguntar que não tive tempo para escrever, que é uma atividade que requer muita concentração e o trabalho demanda muito, no fundo eu queria ditar o livro para alguém, eu conto e a pessoa escreve, corrige, relê, depois me mostra.

Se eu não inventar moda, ficar quieta, não vou ficar me questionando, não vou ter que ouvir críticas, não vou ter que me comprometer, não quero compromisso, não quero.

Não quero me frustrar, não quero olhar o resultado e achar que ficou uma merda, que ficou sem emoção. Eu tenho medo de não conseguir, de fazer uma coisa chinfrim, sem pé nem cabeça, uma coisa tosca.

Escrever um livro? Imagine se eu tenho coragem? Imagine se eu vou querer que as pessoas leiam o que eu escrevo? E se elas acharem ruim? Se eu achar ruim? Não vou conseguir lidar com críticas.

Por outro lado, eu sei que não sou nenhum Victor Hugo, nunca seria capaz de pastorear centenas de personagens, cada um para um lado, vivendo suas vidas independentes entre si, com certeza perderia muitos deles pelas páginas da história. Imagine se eu teria a sagacidade de descrever a batalha de Waterloo inteira, descrevendo com riqueza de detalhes os corpos mutilados nas trincheiras abertas, com cabeças decepadas abandonadas pelo campo de batalha, apenas para explicar quem era o Thénardier. Mané, depois que você se foi eu li os *Miseráveis* e o *Corcunda*!

Jamais escreveria qualquer coisa como se garimpando palavras como pedras preciosas, cuidadosamente selecionadas, que compõem uma joia

A arte de seguir em frente

rara, criando formas, movimento e encantamento, assim como as escritas por Saramago.

Nem posso ser.

Eu posso ser a melhor versão de mim mesma, isso eu posso assumir. Já tenho a história, quem sabe? Como seria esse livro? Com certeza um livro cheio de memórias, lembranças, reminiscências e revelações.

Se eu finalmente conseguir, vou dedicar esse livro aos meus maiores incentivadores, que nunca duvidaram da minha capacidade. Você e meu pai, que viviam me dizendo que eu tinha muita criatividade.

Diria que a saudade que sinto é concreta, mas mesmo assim estou seguindo em frente.

Eu sinto medo e receio, mas sigo assim mesmo, com medo e receio.

Antes de escrever a dedicatória, preciso escrever o livro.

Eu sou rebelde, se eu quiser, escrevo a dedicatória antes de decidir escrever o livro.

Será mesmo que quero ficar nessa zona de conforto? Será mesmo que eu quero ficar inerte? Paralisada?

Se eu escrever uma mensagem no espelho do banheiro: "Mônica, você já escreveu seu livro hoje?", será que eu escrevo?

5

Eu nem sei quem eu sou sem você

Me esforcei para não piorar as coisas com lamúrias e reclamações, fingia sorrisos para não demonstrar o medo, a tensão e a insegurança que eu estava sentindo.

À minha volta as pessoas diziam para ter fé. Essas pessoas não entenderam nada! Não é questão de fé, ter fé ou não ter, a fé não vai mudar nada!

As religiões fazem tanto sucesso pois as pessoas não entendem o que está sendo pregado, só entendem o que querem entender, acreditam no impossível, isso se chama pensamento mágico!

"Seja feita a vossa vontade", muitos rezam pedindo coisas, sem ter consciência que é a vontade de Deus que será feita e quem reza apenas aceita os desígnios de Deus. No meu caso, Deus já estava decidido.

Há mais de dois anos que não escrevo nada que não seja coisa do trabalho, listas de compras, lembretes, desses que se pregam na porta da geladeira, nada além disso.

Meus sentimentos, meus pensamentos estão todos reprimidos, não consigo pegar um lápis, chego a sentir fraqueza, só de pensar na possibilidade, como se as palavras que fossem sair dele pudessem trazer de volta aquela avalanche de tristeza e desalento.

Um pouco antes do diagnóstico, numa manhã fria de inverno, na hora que estava acordando, tive uma sensação horrível, não sabia, mas era uma premonição, um aviso: "Prepare-se".

Naqueles dias, talvez na mesma semana, do nada, encontrei a Geraldina. Há quanto tempo conheço a Geraldina? Desde que as crianças estavam na educação infantil?

Depois de deixar as crianças na escola, sempre íamos na cafeteria do supermercado perto da escola, normalmente outras mães apareciam.

Mantivemos esse hábito, uma vez por semana nos reunimos na mesma cafeteria, naquele dia, depois de mais de quinze anos, estávamos sozinhas, ela me contou uma parte da vida dela, que nunca havia comentado.

Quando ela era pequena, uns cinco ou seis anos, o pai dela adoeceu, foi diagnosticado com câncer, o médico recomendou que a mãe mandasse ela e os irmãos para casa de parentes, pois os cuidados com o doente exigiriam da mãe atenção redobrada. Naquela época o câncer era uma sentença de morte.

Passei dias imaginando essa mulher, mãe de crianças pequenas, se vendo na iminência de ficar viúva, sem nada poder fazer.

Apesar de me solidarizar com a pequena Geraldina, que depois de ter sido levada para a casa de uma prima não voltou a ver o pai, me comovi com a mãe, com a insegurança que ela deve ter sentido, com a dor e a tristeza.

Foi então que minha própria vida foi ladeira abaixo, as piores notícias vieram em ondas de um dia de ressaca, era como se eu estivesse na beirada da água e uma onda muito forte me derrubasse, e puxasse para o fundo, cada vez que tentava me levantar era derrubada de novo e de novo.

Fiquei entorpecida, precisei me enclausurar, me encapsular para entender o que fazer comigo mesma e dar conta desse oceano desconhecido que me tragava cada vez mais para o fundo.

Agora comecei a sentir que a casca precisa quebrar, estou desconfortável, mas ainda estou dentro da clausura, mas agora não é voluntária, todo mundo está.

Enquanto eu enfrentava meus próprios problemas, o mundo foi tomado de assalto.

Levou um nocaute bem dado, ainda está estirado na lona, depois de ter recebido um cruzado na cara. Cada vez que tenta levantar, entre desequilíbrios, outros cruzados e *jabs*, caí novamente de boca na lona.

Ainda assim, chego a me sentir afortunada, me comovo com histórias que escuto por aí e penso aqui comigo: "que sorte que eu tive!". Como se precisasse justificar que minha tragédia não foi tão trágica e eu ainda saí inteira, pelo menos eu sabia tudo que estava acontecendo.

Comecei contando os dias na esperança que isso terminasse logo de uma vez.

Perdi as contas, os dias, todos iguais, se misturaram e eu apenas aceitava.

É desanimador, a Humanidade, como um bando de baratas tontas, sem saber nada, ficam todos batendo cabeça, apesar de muitas pessoas estarem tentando encontrar uma solução, há aqueles que estão querendo criar confusão, falando bobagens, divulgando mentiras deslavadas.

Por aqui, neste país, parece que quanto mais importante, mais bobagem se fala, sem falar nomes, pois a simples menção a certas pessoas pode causar enjoo e aflição, ranger de dentes, como pode? Pessoas tão horríveis

Estou com vontade de sair e passear, mas esse isolamento forçado é bastante confortável, posso ficar quieta, ninguém tenta me convencer de sair, ninguém vai ficar me julgando: "como você está bem, não é?" ou o clássico: "você precisa sair, conhecer gente, não pode ficar sozinha, você é muito nova!"

Eu queria saber se eu começasse a conhecer gente, o que é que iriam me falar, é possível até apostar: "tem que tomar cuidado, viu?", "Só vá a lugares públicos, cuidado!", "Cuidado, não fale da sua vida!", "Cuidado, tem gente dando golpe!". "Deu no jornal uma quadrilha que dá golpes pelo aplicativo, marcam encontros e sequestram a vítima, cuidado, hein?".

Cuidado, cuidado, cuidado, se eu tomar tanto cuidado assim é capaz que eu apodreça dentro de casa, esquecida pelo mundo. O mundo não gosta de quem tem tanto cuidado assim.

Para equilibrar tanto medo, a Nanda, amiga de tantos anos, desde os tempos da faculdade, me convidou para um curso onde vou aprender técnicas de respiração.

Respirar e deixar ir, lidar com minhas lembranças, sentimentos e pensamentos aleatórios que vem desafiando meu propósito de equilíbrio e sensatez, ainda não tenho certeza se serei capaz de aprender alguma coisa, me reconhecer e aceitar quem me sinto ser, me conectar com a minha essência e a paz que eu sei que existe em mim.

6

Quem poderá fazer aquele amor morrer

Mané,

você sabe, eu sei que você sabe. Tenho pensado e vivido a solidão, eu me basto, tenho os nossos filhos, minha mãe e amigas que fui juntando ao longo dos tempos, que não me deixam sentir solidão.

A Lívia, nesse tempo todo, nem por um minuto largou da minha mão, nos momentos mais difíceis ela teve a sensibilidade de me amparar, como mais ninguém conseguiu, ou achou necessário. Quando todos os olhares e cuidados se voltaram para você, ela cuidou de mim, me ligava todo dia, queria saber de mim. Ela sabia os meus mais íntimos receios e me acolheu sem julgamentos.

Já faz um tempo que retomei contato com minhas amigas e amigos do maternal, nada como a rede social, um encontra o outro e vai juntando todo mundo.

Faço parte desse grupo no aplicativo de mensagens, o celular passa o dia todo apitando, precisei silenciar o grupo, todo tipo de mensagem, algumas chatas, mas a maioria engraçada, as meninas são muito mais divertidas que os meninos, parece que a maioria deles ficou muito careta. A idade chegou melhor nelas que neles.

As mulheres são libertárias, eles, reacionários! Chega a ser engraçado, tem uns que estão parecendo caricatura de jornal de tão virulentos.

Outro dia nos encontramos para conversar, fomos a um bar para tomar uns drinks, acho que nunca tinha ido a um lugar para tomar drinks, mas foi uma delícia, a noite estava quente, nos sentamos numa mesa na calçada, uma das ruas cheia de gente alegre, ficamos por horas jogando conversa fora, contando histórias, algumas conhecidas, outras novidades acontecidas há muitos anos.

Contato com outras pessoas eu tenho, me falta o contato físico, íntimo, não sei como resolver isso, fazia um ano que eu estava viúva, precisando me fortalecer, fechou tudo, as pessoas não podiam mais sair, como eu iria conhecer pessoas?

Fiquei em casa, obedeci a todos os protocolos, mas agora acho que posso dar uns passos na direção da ressocialização.

Me contaram umas histórias de gente madura que conhece parceiros no supermercado, no posto de gasolina, na farmácia, eu não acredito!

Primeiro que quando eu vou ao supermercado, não estou disposta a jogar charme, e é um perigo, eu tenho antipatia de homem no supermercado, eles vão fazer compra por obrigação, principalmente no final de semana, até imagino a mulher exausta, cheia de coisas para fazer em casa e o marido lá no sofá assistindo reprise do campeonato carioca de 1978, ela olha derrotada e ordena: "Vá fazer as compras e leve as crianças!". Eu hein? Mexer com quem é comprometido?

Ei, Mônica? Como assim? Esses caras com crianças pequenas já não fazem parte do seu escopo! Lembra? Agora você prefere os mais maduros! Gente da sua idade! O problema é que eles também têm suas preferências, preferem as mais novas!

Outra possibilidade é dar uma piscada para um cara e a mulher dele aparecer com um saco de pão, colocar no carrinho, eu hein, de novo!

Acho que os caras que podem me interessar, não vão ao supermercado, eles moram sozinhos, não cozinham em casa, pedem comida pelo aplicativo, mandam entregar o resto das compras, portanto o supermercado não é o cenário de um encontro casual para o meu caso.

Hoje quase fui atropelada por um cara empurrando um carrinho, troglodita, mal-educado, tinha cara de estar lá obrigado, ficou o tempo todo no celular e olhando para as prateleiras, aposto que do outro lado a mulher dele dizia: "o catupiry fica na mesma geladeira do leite, não, não essa ao lado do açougue é a do iogurte, a geladeira do leite fica ao lado da padaria". E ele lá bufando de um lado para o outro, atropelando a sombra, todo enfezado, coisa chata.

Na farmácia? O cara encosta a barriga no balcão, não encosta mais, agora tem uma fita de isolamento, ele se aproxima o máximo possível, pois, além de tudo que é doença, muitos já estão surdos e já não enxergam muito bem, normalmente tem mais de um par de óculos e pela quantidade de remédios que compra, sabemos como está a saúde do cara em questão, dá para saber como estão as finanças também, escolheu entre os genéricos ou o remédio de marca?

Eu olho sempre se é remédio de pressão, colesterol ou coração, às vezes são todos ao mesmo tempo, tem também os que compram cola de dentadura, indicativo de dificuldades financeiras, afinal, um implante dentário custa os olhos da cara.

Eu reparo sim, sempre reparei, motivo de tantas brigas. Ninguém acredita, mas eu gosto de olhar para conhecer as pessoas, sem malícia.

Não, não é assim!

Estamos tão solitários, diz uma pesquisadora inglesa, que estamos perdendo habilidades sociais, concordo com ela.

Eu não sei mais paquerar, já passei da idade, gastei minha cota toda na adolescência, eu fui muito namoradeira, namorei bastante antes de escolher você. Vou falar o que para um paquera? "Você vem sempre aqui?" ou "Seu pai é padeiro, porque você é um pão". Não lembro como fazer isso. Acho que nunca soube, ou talvez nunca tenha tido consciência. Preciso pensar num jeito, eu quero sair desse marasmo!

Minha mãe tem uma amiga, a América, que conheceu um cara na internet, ela já tinha 73 anos, disse que tinha 68 e se casou! Eu não quero me casar de novo, eu quero namorar, eu quero só a parte boa. A parte da diversão. Se a América se casou, eu acho que eu tenho uma chance de arrumar um par, ou pelo menos me distrair!

Às vezes vejo fotos de pessoas se divertindo e fico me perguntando, qual é a graça?

Estou tão enferrujada que acho que não lembro essa parte do "se divertir", acho que vou precisar redefinir o significado disso.

Seria muito mais fácil me trancar em casa, vestir um moletom, calçar umas pantufas e dizer que não me sinto à vontade para sair, ou me divertir. Acho que a tendência é o comodismo, em certas situações, parece muito complicado me movimentar.

Sabe, Mané, eu acredito que as coisas acontecem sem que a gente tenha muito controle.

Quando nos vimos pela primeira vez, ao sermos apresentados, quem poderia imaginar o que aconteceu depois?

Foi paixão à primeira vista. Amor é outra coisa, é construção, é jornada. Chegamos a ele, mas foi uma conquista nossa. Nós investimos muita energia na nossa relação, sem investimento nenhuma relação sobrevive ao tempo, ao dia a dia.

Devo confessar, quando te vi, achei você bem gatinho. Naquele dia, eu tinha ido encontrar a Tícia, ela me disse que era sócia de uma tia da sogra dela num brechó, aí você apareceu, para dizer que não tinha café. Naquele tempo eu não me esforçava muito, eu deixava a vida me levar, eu não me preocupava com rotas ou objetivos, apenas vivia.

Foi você que fez movimentos para me ver novamente, no final até topou atravessar a cidade para me levar em casa.

Foi acaso?

Eu ia de carro para aquela festa, por algum motivo aceitei carona da Isa e do Dado, eles iam me levar em casa depois. Era a festa do noivado da Tícia com seu primo, mas eu me surpreendi quando você veio falar comigo. Eu nem lembrava que eu tinha te conhecido.

Eu sempre me senti amada, nunca tive dúvida, nem nos momentos mais difíceis, quando parecia que não existia saída, quando os desafios pareciam muito maiores que nossa capacidade de resolvê-los.

Fico com tanta pena, nos últimos anos você estava tão tranquilo, seguro mesmo, você estava conseguindo lidar com suas preocupações sem gerar mais preocupações.

Eu queria que você estivesse vivendo esse momento, o trabalho que você fez está dando frutos e a gente está conseguindo ganhar uma grana.

Todo dia, no trabalho, alguém lembra de você de algum jeito, até o pessoal que veio depois se refere a você com tanto carinho e respeito, eu me emociono.

Você era muito atento, determinado, mas era inseguro, irrequieto, penso que você ficava se esforçando para não mostrar para o mundo o seu verdadeiro eu.

Eu sei quem você era, sempre soube, mesmo quando você fazia de tudo para esconder. Você usava de mil artimanhas para justificar seu mau humor, sua falta de paciência, mas eu sabia quem você era e, apesar de você negar, eu também te entendia.

Você superou essa fase, no final você desabrochou, deixou que o mundo te conhecesse, você era fenomenal!

A arte de seguir em frente

Você era tão sensacional que ao ter consciência do que estava por vir, pensou em tudo, tomou todas as providências, deixou tudo em ordem para que eu ficasse confortável.

Que declaração de amor.

A gente conseguiu! Nossos filhos cresceram e se tornaram pessoas independentes e seguras, o que mais a gente pode querer?

Não fizemos fortuna, você me deixou com a faca e o queijo na mão.

Eu preferia estar fazendo acrobacias com o cheque especial ao seu lado.

Eu detesto ser viúva, essa sensação de que não tem volta, que não adianta chorar, espernear, você não vai voltar, por mais que eu queira.

Se tivéssemos nos separado e um dos dois tivesse se arrependido, poderíamos conversar e tentar novamente, mas essa opção não existe para mim, à noite eu não posso me enroscar em você e pedir que esquente meus pés.

Mané, ando escutando as músicas que você gostava,

"If I leave here tomorrow (se eu partisse amanhã)

Would you still remember me?" (você ainda lembraria de mim?)

Toda hora coloco *Free Bird*, do Lynyrd Skynyrd, você lembra?

Não passou nem mesmo um dia sem que eu pensasse em você.

No dia em que você morreu, as crianças fizeram uma *playlist* conforme você tinha pedido, no seu velório só tocou ZZ Top, Pink Floyd, Aerosmith, Frank Zappa, na hora que começou a tocar Bob Brown, eu ri, só rindo, não é mesmo? (*I do not think I'm too extreme, An' I'ma handsome sonofabitch ... Watch me now – Eu não acho que sou exagerado, E eu sou um filho da puta gostoso ... Olhe para mim agora*) Isso tocado num velório é um tremendo deboche, não sei se alguém além de mim percebeu alguma coisa, mas é! A gente sempre foi debochado, ouvíamos Frank Zappa com as crianças na sala!

Também teve um pouco de Fleetwood Mac, Men at Work e Pretenders.

Pensei em pedir para colocar *Stairway to Haven*, mas na hora lembrei que depois daquele filme idiota ficou combinado que era proibido tocar a música e eu achava que era só uma brincadeira, mas li por aí que o Robert Plant tomou o maior bode da música, enquanto ainda fazia parte do Led Zeppelin, depois que passou a ter carreira solo, nunca mais tocou, diz que é música de casamento e sob nenhum pretexto ele toca a música outra vez, a menos que o Led Zeppelin se reúna novamente, estava viajando de carro, quando passou por Portland ouviu numa rádio que estava arrecadando um fundo que se chegasse a um determinado valor, nunca mais tocariam a música, adivinha o que ele fez? Financiou a campanha.

Você era um cara antenado! Muito provavelmente você já sabia disso.

Não tenho certeza se alguma vez na sua vida você ouviu os nove álbuns um em seguida do outro de uma vez só, e fez uma Zeppelin Tone como o Jack Black afirmou que todo fã já tinha feito, tenho certeza que o Led Zeppelin era uma das suas bandas preferidas, mas acho que você gostava mais do Pink Floyd.

Você não se acomodou nas músicas que ouvia na sua adolescência, a vida toda foi alargando seus horizontes, encontrando novas vozes, novos sons. Mas do Oasis você nunca gostou, nem nunca achou que eles fossem os novos Beatles, dos Beatles você também não gostava. E apesar das previsões do seu pai, que afirmava que com a idade você passaria a gostar de bolero e outras músicas já consagradas, você sempre foi *rock 'n' roll*.

Quantas vezes você apresentou novidades para as crianças? Eles ficavam cabreiros, não dava tempo, você estava sempre muitos passos à frente!

Vira e mexe um deles manda uma mensagem do tipo: qual era a música dos cachorros que a gente ouvia com o papai na estrada? Eu me achando entendida digo: *"Who let the dogs out"*. "Não" – eles respondem. "Mais *rock 'n' roll*". *"Soundgarden"*?, eu chuto. "Não!" – eles sabem – *"Jane's Addiction"*.

Guardei essa *playlist*. Me sinto abraçada, é como se eu pudesse revisitar tudo que vivemos, e cada vez tenho mais certeza que tivemos a melhor vida que poderíamos ter. Nós nos amamos e crescemos juntos. Trilhamos nosso caminho. Conforme o tempo foi passando, mais nós fomos nos entendendo, mais afinados estávamos.

Aprendemos a valorizar nossas particularidades, sem tentar anular o outro.

Enquanto escrevo, estou escutando Deep Purple, tão você.

Hoje recebi a notícia que uma prima do meu pai havia falecido, a filha, para homenageá-la, resolveu cumprir o último desejo da mãe, não fazer velório, apenas uma cerimônia de cremação, ela usando seu lindo vestido de festa com o caixão fechado.

Já ouvi tantas dessas solicitações, passei a vida toda ouvindo minha avó falar de seus últimos desejos.

Logo depois do casamento, minha avó foi diagnosticada com um enfisema pulmonar, não teria muito tempo de vida. Naquele tempo certas doenças podiam ser consideradas sentenças de morte, não existia tratamento.

À força, minha avó aprendeu a lidar com o inevitável, a falar no assunto e todos sabiam que, depois de cremada, suas cinzas deveriam ser espalhadas na costa de Catanzzaro, no Mediterrâneo, a terra natal de sua mãe.

Outras exigências, bem conhecidas, umas mais difíceis de ser cumpridas.

Lembra, Mané? Você ouviu dela:

*Não queria mofar olhando para o teto de uma cama de hospital,

* não queria ficar com cara de morta no caixão.

E anunciava: "Meu nome é Carvalho, e como carvalho quero morrer em pé."

Para que tudo saísse de acordo, havia instruído toda a família, para o caso de alguém esquecer. O que fazer, para onde ir, a quem avisar, tudo milimetricamente calculado. Marido, filhos, netos, todos sabiam.

Numa noite, ela estava, como toda noite puxando as cartas do tarô, na sala do apartamento na Ilha Porchat, acho isso muito engraçado, meus avós, depois de velhos, foram morar bem na frente do lugar onde fui concebida, toda vez que eu ia lá lembrava da frase mais filosófica da existência humana: De onde venho? Minha resposta é: Dali, ó!

Já era tarde, ela era noturna, ia dormir muito tarde, as cartas postas, provavelmente com um cinzeiro cheia de bitucas de cigarros meio fumados, sujos de batom, anuncia com muita naturalidade: "minha hora chegou, já cumpri minha missão na vida, não tenho mais nada para fazer aqui".

A tia Irina e o vovô não quiseram escutar, disseram para ela deixar essa mania de lado, mas ela sabia que estava chegando sua hora, tenho certeza que ela pensou: "O que tem de ser, será" — como dizia sempre.

Na manhã seguinte, tudo foi como havia previsto, foi vítima da doença diagnosticada cinquenta anos antes; como havia prometido, morreu em pé.

Nada de maquiador; muito tempo antes da invenção da internet, ninguém sabia onde encontrar um caixão fechado.

As cinzas voaram ao vento numa praia no Mediterrâneo.

Você também manifestou seus desejos, já havíamos conversado sobre essa possibilidade, mas era uma possibilidade num futuro distante, numa data indefinida; no hospital, quando esse assunto passou a ser uma realidade próxima, você falou, de novo, que queria ser cremado. É muito perturbador conversar sobre funerais com quem está próximo à morte, eu não queria.

A surpresa foi você ter declarado o traje para a cerimônia, parecia até que a gente estava conversando sobre o figurino de um *pop star* para um show: uma calça preta apertada com meias e luvas de lurex? Um uniforme escolar, como dos meninos da Inglaterra? Não! Você escolheu um figurino, tipo banda Grunge: camiseta e bermuda, afinal, detestava usar terno e gravata; também disse que queria que a Treta fosse ao velório, assumi que tomaria todas as providências para que tudo acontecesse conforme seu desejo.

Enquanto você ficou internado, fiquei no hospital com você o tempo todo. As pessoas vinham nos visitar, estavam todas preocupadas com você, iam embora surpresas com sua lucidez e a naturalidade com que explicava que seus dias estavam contados.

Fico pensando como você teria ficado nervoso durante esse pande-mônio que foi o isolamento causado pela pandemia.

Já pensou? A gente, aqui, trancado em casa e o povo cantando mal tudo que é música pela janela? Eu queria perguntar para Bob Dylan: — *How does it feel, ah how does it feel?* — com tanto cantor de sacada gritando *Like a Rolling Stone* para a vizinhança toda sofrer junto.

O pior é que o show de horrores não terminava por aí, a cantoria não parava até que o repertório todo não fosse cantado. Abusaram também de *Knockin' On Heaven's Door, Blowin' In The Wind*, como seria de imaginar, entre outras tantas.

Tão ruim quanto as sessões de rock são as de sertanejos, um horror aquelas choradeiras — para mim, uma lista interminável de letras sobre amores não correspondidos, em versos baratos, repetitivos e óbvios. Desenterraram todas aquelas músicas que foram esgotadas nos programas de auditório de domingo de trinta anos. Tenho vontade de gritar: "Levanta, sacode a poeira e dá volta por cima!". Ou acabar com essa bobagem de uma vez e gritar: "Toca Raul!". — melhor não, vão estragar Raul também!

"Esse caminho que eu mesmo escolhi
É tão fácil seguir, por não ter onde ir..."

7

É aqui que nos separamos

Eu não sei o horário exato em que você morreu, foi logo depois de eu ter apagado a luz, naquela madrugada, ao te dar mais uma dose de morfina e dipirona. Aprendemos no hospital que a dipirona potencializa os efeitos da morfina.

O despertador tocou depois de 45 minutos, quando eu deveria te dar outra dose de outro remédio, você já tinha ido embora. Ao desligar o alarme do celular, percebi que você estava na mesma posição de quando eu apaguei a luz. Era só o seu corpo que estava ali, mas demorei alguns instantes para entender o que eu estava vendo.

Tentei te acordar com um toque, depois acariciei seu rosto, você ainda estava tépido, entendi o significado da palavra naquele momento. Eu não queria aceitar, fingi que não tinha entendido.

No fundo eu sabia que estava me fazendo de louca, mas não tinha ninguém para me puxar para a realidade.

How does it feel? (Como isso faz você se sentir?)

How does it feel? (Como isso faz você se sentir?)

To be on your own? (estar por conta própria?)

With no direction home? (sem saber voltar para casa?)

Like a complete unknown? (como uma completa desconhecida?)

Like a rolling stone? (como uma pedra rolando?)

Se a vida tivesse fundo musical, esse trecho se repetiria infinitamente naquele momento.

Fui até a cozinha, coloquei água no fogo para o café.

Voltei para o quarto, agachei ao lado da cama, segurei na sua mão, tentei entender o que estava acontecendo. Lembro de cada movimento naquela manhã quente, como se tivesse acontecido com outra pessoa, não era eu.

O concentrador de oxigênio continuava ligado, no pé da cama, o barulho ensurdecedor não permitia que eu escutasse meus próprios pensamentos. Quando lembrei de desligar o aparelho e o barulho parou, senti minha consciência e meu corpo voltarem a se comunicar na mesma frequência.

Pude, então, perceber os pensamentos.

Suas últimas palavras foram singelas, apenas "apaga a luz", nenhuma revelação, logo depois de colocar duas metades de um comprimido de morfina na boca, junto com algumas gotas de dipirona dissolvidas em água. A outra metade ficou na sua mão, você preferia os comprimidos partidos para conseguir engolir. Acredito que você não tenha engolido nenhuma dessas metades.

Na noite anterior, depois do banho e de trocar a bolsa de colostomia, antes de se deitar, ainda de pé, ao lado da cama, você me pediu autorização, perguntou se eu ia achar covardia se você desistisse, você me disse que não aguentava mais lutar.

Eu só pude dizer que eu estava ao seu lado, para sempre.

No fundo eu sabia, a covarde fui eu, preferi não responder a pergunta, eu sabia que você não ia durar muito mais, preferi deixar para pensar nisso quando fosse necessário.

Quando eu consegui agir, acordei a Martinha, liguei para o Danilo e a Marina, chamei minha mãe e falei com suas irmãs.

Até que todos os documentos fossem providenciados, você ficou na cama, do jeito que estava quando se deitou na noite anterior, de camiseta e shorts de malha, a roupa que você usava para dormir.

Com medo de não conseguir te vestir, o Danilo e eu trocamos sua roupa, colocamos sua camiseta preferida e sua bermuda. Mais tarde o agente funerário explicou que caso o corpo ficasse rígido era só massagear um pouco as articulações. Você estava tão magro que de qualquer forma teríamos conseguido.

A casa se encheu de gente, a Treta estava agitada.

Entrei no quarto e vi a Treta ao seu lado, ela ficou assim por horas. Como tinha ficado nos dias que você voltou do hospital, deitada ao seu lado.

Puxei uma cadeira da sala de jantar e me sentei, esperei que tudo se organizasse, me permiti deixar que os outros tomassem as providências necessárias, contratar a funerária, falar com o despachante, providenciar comida, marcar horários, avisar quem precisava ser avisado.

A arte de seguir em frente

A Treta veio e me puxou pela barra da calça até rasgar o tecido, ela queria que eu ficasse ao seu lado. Você queria que eu levasse a Treta ao seu velório.

No meio disso tudo, teve cliente ligando para saber dos detalhes do negócio que tinha fechado com você no dia anterior, o cliente quase enfartou, só faltou eu consolar o indivíduo. Me afastei de todos à minha volta e fui atender o cliente, depois me questionaram, eu devia ter deixado isso para depois, mas eu não podia, era um negócio muito importante com data-limite, aquele dia, para eu deixar esperando.

Alguém chamou um despachante para providenciar os documentos, o cara se perdeu no caminho para o cartório, o cara sem GPS, liga desnorteado, ninguém sabia orientar o infeliz, mais uma vez, precisei deixar minha dor de lado e explicar como chegar ao cartório, logo eu, a pessoa mais perdida do pedaço. Era você o cara dos caminhos, que não se perdia nunca, sempre sabia onde estava, mas dessa vez eu sabia. O cartório de Registro Civil mais próximo da nossa casa fica a oito quilômetros; o cara se perdeu quando tinha que fazer o retorno e entrar na rua do cartório.

A Lívia apareceu e ficou do meu lado. Quando cada um estava lidando das suas próprias dores, ela me amparou, não deixou que eu me afundasse.

Marcamos o funeral para o dia seguinte, na hora de sair eu não encontrei a coleira da Treta, a Marina tomou as rédeas da situação e deixou a Treta em casa.

Me disse que vontade de morto a gente cumpre quando é razoável, quem ficaria com a pobre cachorrinha durante todo o velório?

Eu achava que precisava fazer tudo conforme você tinha instruído, afinal você deixou tudo em ordem para mim.

Ela tinha razão, agora eu percebo.

Eu achava que nunca poderia contestar um último desejo, passei a vida escutando os desejos da minha avó e do meu pai, eles eram mais experientes que eu, e achei que a gente tinha que fazer tudo, sem questionar nada, mas agora acho que também posso me considerar experiente e posso garantir que nem tudo se pode prometer!

Alguns dias depois da cirurgia, quando o médico passou para ver você, eu entendi o que ele queria dizer com "muita doença", você não tinha muito tempo de vida, voltei para casa e levei para o hospital uma roupa para o caso de você falecer. Deixei escondida no fundo do armário, lembrei do dia em que seu pai morreu e você precisou sair correndo para providenciar o traje para ele, o quanto isso foi difícil para você.

Claro que eu não levei um terno e gravata, eu sabia que você não queria, imaginei colocar uma calça azul marinho e uma camisa social, daquelas listradinhas que você usava, mas logo depois você disse que queria ficar de bermuda no além.

Precisei lidar com o meu "o que os outros vão pensar" antes de decidir que o que os outros pensam não é problema meu!

Você jamais aceitaria uma morte esterilizada na cama de um hospital, você desejou uma morte à moda antiga, em casa, rodeado da família e de amigos. A médica dos cuidados paliativos percebeu e te deu quase um mês em casa, quando tirou a medicação intravenosa e substituiu tudo por comprimidos, cada dia mais difíceis de engolir.

Quantas vezes saí do quarto dizendo que ia tomar um café, só para poder chorar à vontade? Você dizia que não gostava de me ver vestida de preto, chorando pelos cantos.

Caiu uma ficha, lendo a lista de desejos da prima do meu pai, percebi que na maioria das vezes esses pedidos são feitos em conversas informais, entre risadas e piadas, muito distantes do momento final.

Certos pedidos são bastante razoáveis, a *playlist* preferida, a roupa de baile ou a bermuda velha, mas outros, só podem ser zombaria.

Tudo isso por minha prima ter colocado um vestido de baile na mãe e mandado deixar o caixão fechado, eu deixaria aberto, para que quem fosse pudesse lembrar da ousadia, da alegria e da liberdade da finada.

Você morreu na véspera do maior feriado da década, dois feriados próximos caíram estrategicamente numa quinta-feira e na outra terça, ou seja, seis dias seguidos. Achei que não apareceria ninguém.

Para minha surpresa, apareceram muitas pessoas, muitas estavam de saída da cidade, todas vieram trazer solidariedade e apoio, me senti acolhida. Apesar de ser um evento triste por si só, é possível deixar leve, não precisa tocar a marcha fúnebre nem nenhum réquiem.

A essa conclusão eu também cheguei por conta própria, não gosto de músicas de velório, pois no velório precisamos celebrar a existência de quem se foi, não ficar nos martirizando.

Gosto de lembrar que nos despedimos ao som das músicas que gostávamos de ouvir. No final as pessoas vieram me dizer que ficaram admiradas por encontrar você de bermuda e camiseta, mas que não esperavam nada menos que isso, algo inusitado como você sempre foi.

Coloquei *Free Bird* para tocar, foi essa música que você escolheu para acompanhar seu caixão quando fosse recolhido, às vezes eu preciso escutar essa música.

Sempre soube que essa era a sua música preferida.

If I leave here tomorrow (Se eu partisse amanhã)

Would you still remember me? (Você ainda se lembraria de mim?)

Você se foi e não passou nem um dia sem que eu lembrasse de você.

For I must be traveling on now (Pois eu devo seguir viagem agora)

'Cause there's too many places I've got to see (Porque há muitos lugares que preciso ver)

Eu gosto de imaginar que você agora é energia, se expandindo pelo universo.

But if I stay here with you, girl (Mas se eu ficasse aqui com você, garota)

Things just couldn't be the same (As coisas simplesmente não seriam as mesmas)

Tudo mudou, mas seu legado está frutificando, você deixou sua marca por aqui.

'Cause I'm as free as a bird now (Porque agora sou tão livre quanto um pássaro)

And this bird you cannot change (E este pássaro você não pode mudar)

Oh, oh, oh, oh

Eu sei que você não podia mais ficar comigo, que as coisas não podiam continuar como estavam, por isso você voou, você me pediu permissão, quem sou eu para impedir qualquer movimento seu?

Toda vez que escuto essa música penso em você no hospital cantando essa letra com toda sua força, minha resposta é essa, voa!

Por mais difícil que tenha sido esse momento, sou grata por ter podido ter você na minha vida, isso eu repito o tempo todo, pois é assim que eu sinto!

Apesar da minha pouca religiosidade, o "seja feita a tua vontade, assim na terra como no céu", para mim significa que nós não temos controle sobre o nosso destino e o que nos resta é viver intensamente cada minuto que nos é concedido.

Por isso que eu acho que uma maneira de honrar tudo que nós vivemos é continuar vivendo, encontrando novos caminhos e transformando o que não serve mais.

Eu ainda choro ao escutar essa música, ninguém entende por que eu continuo ouvindo, eu ainda vou precisar ouvir essa música muitas vezes, é para lembrar de tudo que vivemos, em tudo que nos tornamos, isso não me faz sofrer, muito pelo contrário, me conforta, me faz lembrar o quão sortuda eu sou por ter tido você por quase trinta e cinco anos da minha vida.

Enquanto você estava no hospital e depois quando voltou para casa, combinamos tudo, até como seria seu funeral, que seria no crematório em Itapecerica da Serra, o lugar mais bonito para fazer um velório, fora da cidade e de fácil acesso. O lugar já é nosso velho conhecido, já havíamos percorrido esse caminho outras vezes.

Saindo da BR, seguindo por uma rua de terra, dentro de um bosque, ao atravessar o portão, chegamos a um grande jardim com alamedas ladeadas de canteiros floridos que levam a uma construção imponente, de madeira, pedra e vidro, não é possível definir se é uma igreja, a sede de uma fazenda, ou um teatro. Um laguinho com carpas rodeia a varanda.

Logo na entrada existe um saguão com acesso ao salão nobre, onde a cerimônia de cremação acontece, ao lado uma sala de estar com vários jogos de sofá, seguindo pelo corredor à direita, a administração, uma cantina e quatro salas menores para os velórios.

No salão nobre, o catafalco de alvenaria, com um mecanismo por onde o caixão é erguido e depois recolhido, está no centro, dos dois lados, paredes de vidro, dando visão para o bosque, as árvores ficam bem perto. Se o dia está ensolarado, é possível acompanhar o caminho do sol até ele se pôr no horizonte. Apesar de ser quase verão, o dia estava abafado e cinzento, perto do meio-dia caiu uma chuva torrencial, muitos dos nossos amigos estavam ensopados quando chegaram, principalmente os que vieram de moto.

Naquele dia, um feriado nacional, o único velório marcado era o seu, por isso você ficou no salão nobre desde o início. Quiseram colocar uma cadeira para mim ao seu lado, preferi ficar em pé, segurando sua mão.

Apesar do trânsito na rodovia, todo mundo querendo sair da cidade, muita gente veio nos consolar. O salão estava cheio, nossos amigos e parentes também tomaram a sala de estar.

A arte de seguir em frente

Tinha gente que eu não conhecia pessoalmente, tinha gente que eu não via há anos, tinha gente que eu não lembrava, mais de uma pessoa veio me dizer o quanto você foi importante na vida dela, quanta gente você ajudou, apoiou. Me contaram histórias que eu já conhecia, todos me diziam quanta gratidão tinham por você e as coisas que você fez por elas. Muitas delas contaram para as crianças as coisas que você falava delas, chorei em cada depoimento, em cada declaração.

Eu já falei, você era sensacional!

As crianças e eu decidimos que nós mesmos falaríamos na cerimônia, não precisaríamos de intérpretes para traduzir o que nós sabemos tão bem.

O Danilo falou e ele falou tão bonito.

Quando ele terminou, tomei a palavra, parecia que havíamos ensaiado, como para um show, como tantos a que assistimos juntos, me senti o centro das atenções, todos olhavam para mim, num misto de dó e admiração, me falaram, depois que eu terminei, que jamais teriam conseguido falar de forma tão emocionada sem cair no choro. Eu chorei enquanto falava, gaguejei, meu coração disparou, todos olhavam para mim, foi como se eu tivesse me apresentado para uma plateia lotada, só faltou uma banda atrás de mim, eu teria cantado um *folk* para você, não qualquer *folk*, um que eu nunca aprendi a tocar no violão, as luzes teriam se apagado e um único foco estaria em mim, eu sentada com o violão no colo, na beirada do catafalco, tocando para você:

So it's fare thee well my own true love, (Então é adeus, meu verdadeiro amor)

We'll meet another day, another time. (Nos encontraremos outro dia, outra hora)

It ain't the leavin' (Não é a partida)

That's a-grieving' me (Que me aflige)

But my true love who's bound to stay behind. (Mas meu verdadeiro amor que ficará para trás)

Eu só lembro de ter dito que eu era grata por ter tido você na minha vida.

Combinamos que assim que eu terminasse, *Free Bird* começaria a tocar, o caixão só baixaria depois da introdução, nesse um minuto e pouco que dura a introdução eu vi pela janela o vento balançando as folhas das árvores, alguns pingos d'água bateram na vidraça como se ainda chovesse, um pássaro que estava pousado num galho próximo voou em direção ao céu, assustado pelo vento, acompanhei o voo do pássaro.

"If I leave tomorrow…".

Quando voltei minha atenção, você já não estava mais lá.

Chorei por não ter visto o caixão baixar, como se esses poucos segundos fossem fazer diferença na minha memória.

Se você ainda usasse aliança, eu teria tirado do seu dedo, colocado num cordão e pendurado no meu pescoço.

Naquela manhã, quando saímos de casa, tranquei a porta com a sua chave, desde então uso o seu chaveiro, levo você aonde eu vou.

Agora, enquanto escrevo, quando a música acabou, o aplicativo escolheu outra, que eu também choro ao ouvir, que você também gostava, acho que todas as músicas que você escutava me fazem chorar. Onde já se viu a guitarra do Lenny Kravitz fazer alguém chorar?

I wish that I could fly (Eu queria poder voar)

Into the sky (Até o céu)

So very high (Assim bem alto)

Just like a dragonfly (Apenas como uma libélula)

8

E eu não vou só

A Lívia, na maior tranquilidade, me intimou.

Fez com que eu aceitasse entrar numa aula de ginástica. Tem uma mulherada que se reúne na praça aqui perto para fazer caminhadas e exercícios ao ar livre, eu já tinha visto essa gente, mas nunca me passou pela cabeça participar disso. Acho exagerado.

Eu aceitei, afinal a Lívia não escuta as palavras: "não, obrigada, eu não vou".

Se eu não fosse, ela ia ficar me atazanando tanto, ia ficar me contando todas as conversas que ela tem com as novas amigas, não duvido que ela inventasse histórias mirabolantes para me deixar curiosa.

Achei mais fácil eu ir e ouvir por mim mesma e tirar minhas próprias conclusões que ficar inventando motivos para ficar em casa.

A professora se chama Juliana e é uma graça, que paciência, aquela mulherada não para de falar, elas perdem o fôlego mas a conversa continua! Enquanto uma respira a outra continua falando, é incrível a sincronicidade delas.

Todas as alunas foram muito delicadas comigo, me acolheram, me ofereceram ajuda, quando viram que eu não acompanhava o grupo, duas delas vieram e ficaram andando comigo. Eu disse que não queria atrapalhar, mas elas disseram que também não podem andar muito depressa, uma tem artrose no metatarso, a outra artrite no joelho, achei de uma delicadeza sem tamanho, elas nem me conhecem.

Devo confessar (dar o braço a torcer, seria mais honesto dizer), achei essa aula o máximo!

Na medida certa, ninguém está lá para competir, achei bom ouvir a voz de pessoas da minha idade, falando de assuntos de gente da minha idade, acho que passei tempo demais enfurnada em casa, acompanhando a vida de outras pessoas pelas redes sociais, um pouco de ar puro fez bem!

Mané, eu preferia caminhar com você, sair no fim da tarde para andar, só andar, escolher as ruas mais desertas, sentir aquela segurança de poder ficar em silêncio ao seu lado.

Você reclamava do meu ritmo, dizia que eu não sabia andar na rua, me chamava de distraída e cismava que eu encarava as pessoas, eu queria poder continuar andando do seu lado, me distrair com qualquer bobagem no caminho, e sentir sua mão nas minhas costas, fazendo que eu acordasse de um transe qualquer, sem me preocupar com mais nada, deixando que você me conduzisse.

Você me faz muita falta, não estou me lamentando, não! É uma constatação. Até hoje eu faço certas coisas do seu jeito, tem coisas que não sei fazer de outro jeito. O laço do cadarço, por exemplo, eu amarro como você fazia, para não desamarrar à toa. Assim, eu continuo tendo você na minha vida, mesmo que sejam só as suas manias.

Depois da ginástica, eu estava me sentindo muito bem, como se meu pulmão estivesse mais amplo e meus músculos renascidos das cinzas, lembrando como é que se funciona.

Vou voltar na próxima aula, acho que sair um pouco, ver a cara de gente que eu não conheço, fazer novas amizades vai me fazer bem. Distrai a cabeça e fortalece o corpo.

9

Um mundo de possibilidades

Mané, além da aula de ginástica e do curso de respiração, me disseram para me inscrever num aplicativo de relacionamento, eu não sei se tenho coragem, será que tem gente da minha idade?

Foram suas filhas e noras que me disseram para entrar no aplicativo, até me cadastraram e criaram o meu perfil, ficou bonito! Você ia me dar um *like*, ia querer namorar comigo de novo, ia me perguntar se eu era modelo, eu te garanto!

Me questionei, coloquei mil empecilhos, imaginei todas as maneiras que isso poderia dar errado, até tentei usar uma desculpa infalível: o que o Mané diria disso tudo? Mas não colou, eu mesma percebi a bobagem dessa ideia. Era só o que faltava eu ficar me pautando por suposições do que você acharia disso ou daquilo.

Enquanto escrevo isso, senti o cheiro que eu sentia toda manhã, quando você saía do banheiro depois do banho. Ao abrir a porta, o vapor da água quente se espalhava pelo nosso quarto, eu sinto tanta falta, é como se depois que você abrisse a porta, o dia começasse de verdade.

Aquele cheiro quente misturado com sabonete generosamente ensaboado e o perfume do desodorante em *spray* aplicado em abundância, eu adoro esse cheiro de homem limpinho, você sabe, nunca escondi de ninguém, né?

Não tem ninguém aqui, eu não acredito nessas coisas, mas vira e mexe essas coisas acontecem comigo.

A primeira vez que aconteceu foi naqueles dias logo no dia seguinte do seu funeral, quando percebi que aquele seria o pior dia da minha vida se eu não transformasse a dor em alguma coisa que ressignificasse aquele buraco que eu sentia no peito, que movimento melhor que uma arrumação terminal?

Não sobrou nada no lugar. Passei o dia encaixotando suas coisas, separando suas roupas, ocupando de outro jeito todos os espaços que ficaram vagos, mudando os móveis de lugar.

Eu estava arrumando a gaveta de antiguidades, dos talões de cheque, carnês, e cartões de crédito, essas coisas que estão em extinção. Um pedaço de cartolina branca pulou lá de dentro, era o cartão que você mandou junto com as flores quando fizemos vinte e cinco anos de casados.

Mesmo antes de ler, eu sabia o que estava escrito, lembrei de tudo. Chorei ao ler: "Para a mulher da minha vida. Te amo.".

Ainda encontro pela casa pedacinhos de papel com anotações que você fazia, números de telefone, endereços, coisas muito antigas, me fazem lembrar de tanta coisa.

Outras coisas também aconteceram, interpreto sempre como uma mensagem, que diz: "Vai lá, você consegue!".

Era isso que você me diria, descobri que você falou para muitas pessoas, uma delas repetiu suas palavras: "Não se preocupe com a Mônica, ela vai seguir em frente" – eu cheguei a ver você falando isso, sentado na poltrona do hospital, quase sem fôlego, sua voz já rouca, talvez a maior das declarações de amor que você me fez. A confiança que você depositou em mim.

Eu sempre soube que você sabia das minhas capacidades e era essa sua certeza que me impulsionou. Quantas vezes meti a cara em coisas por você me incentivar? Por eu saber que se não desse certo, você estaria lá para me apoiar. Eu sempre soube.

Saber que você, mesmo vivendo o momento mais difícil da sua vida, sabendo que tinha os dias contados, ainda assim preparou o terreno para mim me fez sentir ainda mais amada, protegida e forte, você acreditou no meu potencial, na minha força e nas minhas possibilidades, por isso eu sei que eu sou capaz.

Mané, você sabe que você foi o homem da minha vida? Ninguém pode tirar isso de nós, mas você foi embora muito cedo.

Lembra que eu falei no dia que soubemos que você estava doente?

Foi um dos dias mais difíceis da minha vida, nesse quesito, eu tenho muita experiência, foi uma sequência de dias difíceis, parecia que não podia piorar e piorava, foi uma enxurrada de piores dias, todos num espaço de pouco mais de dois meses, uma sequência interminável até o dia da sua morte, do seu velório e o dia seguinte quando tudo acabou.

A arte de seguir em frente

Até aquele dia, quando tivemos a confirmação do diagnóstico, apesar de saber que você estava doente, ainda tínhamos esperança, mas quando o médico levantou da cadeira dele, sentou-se ao seu lado e pegou na sua mão, tive certeza que ele não estava falando toda a verdade. Me senti insegura e frustrada.

Deixamos o carro num estacionamento na mesma calçada do consultório, a cinquenta metros de distância, o dia estava quente e o sol mais brilhante que nunca. A calçada tomada de gente que entrava e saía das lojas de comércio popular dificultava nossa caminhada até o estacionamento, nunca imaginei que uma caminhada tão curta pudesse ser tão difícil. Não nos falamos, você mal conseguia andar, estava fraco e ofegante, não queria ser inadequada, apenas te amparei enquanto digeria tudo que havia sido falado naquele consultório.

Ao chegarmos na garagem onde tínhamos estacionado, entrei no carro enquanto você pagava, estava estacionado no fundo, no canto mais escuro, quando você entrou, mal tinha afivelado o cinto, tive uma crise de choro, sabia que não estava ajudando, mas era o que eu estava sentindo.

Mesmo depois do diagnóstico, fizemos tudo que nos foi pedido, todos os exames, laudos e encaminhamentos, mas não havia muita coisa a ser feita, não que pudesse mudar o que já estava escrito.

Talvez por estar escuro, eu falei com todas as letras: "eu não quero ficar viúva!".

Quando falei isso, era isso que eu estava querendo dizer, um pensamento mágico tomou conta das minhas ideias atrapalhadas, achei que se você escutasse isso a doença regrediria e nós continuaríamos felizes ao nosso modo, sem muita frescura, como sempre foi.

Vou entrar na porcaria desse aplicativo, sim!

Que falta você me faz! Fiquei com vontade de comer um chocolate e não tem chocolate em casa, eu comprava chocolate para você. A gente encenava um teatro, o teatro do chocolate. Eu comprava os chocolates que você gostava e guardava no armário, num lugar meio escondido, porque você dizia que se soubesse onde eu guardava o chocolate, comeria tudo de uma vez, então, toda noite, quando sentávamos para assistir um pouco de televisão, você me pedia o chocolate, folgado! Você fazia isso para não precisar se levantar, fingia que não sabia que o chocolate estava na segunda prateleira do armário da geladeira! E a encenação continuava, eu entregava o chocolate e pedia um pedaço, você miguelava e me dava um quadradinho só, eu reclamava e só então você me dava uma fileirinha.

Eu não deixava faltar chocolate em casa, eu sabia que, se de repente você decidisse comer chocolate e não tivesse, quem ia ter que sair para comprar era eu, porque você era teimoso e irritante, não sossegava até ter o que queria.

Eu meio que lambia o chocolate, para fazer ele durar o maior tempo possível, ter ido trabalhar com você foi um pouco isso, nos seus últimos quatro anos de vida passamos 24 horas por dia juntos, esticamos ao máximo nosso tempo juntos.

Sou mal acostumada, é muito chato ficar sozinha, olhando para as paredes conversando com suas fotografias, elas não respondem, não me abraçam, não dizem que eu sou incrível.

Ok, você não falava que eu era incrível, você agia, fazia coisas que me mostravam que eu era incrível.

Já há muitos anos a gente precisava reformar a casa, você preferiu trocar o carro primeiro, mas achei que seu argumento era plausível, eu ia acabar ficando na rua, nosso carro estava bem detonado. Um dia no hospital, você estava dormindo e eu lendo na poltrona ao seu lado, do nada você me disse para eu reformar nosso apartamento, me disse que eu ia saber como fazer isso, viajar e guardar dinheiro para minha velhice.

Eu reformei o apartamento, tomei isso como uma missão que você me confiou, eu não sabia, mas eu fui capaz, nossa casa ficou linda.

Você era um cara sensacional, com suas manias e tudo.

Você me bastava, do jeitinho que você era, chato, folgado, teimoso, cheio de manias, mas eu te amava mais que tudo, até mesmo quando começou a perder o cabelo e ficar implicante com horários, você sempre implicou com horários, mas ultimamente estava mais meticuloso, ninguém podia colocar nada no pedaço do móvel que você colocava sua carteira e suas chaves.

Olha para mim! Mané, a gente tinha combinado ficar velho junto e eu ainda não estou velha! Preciso resolver essa parada. Ficar sozinha? Não vai rolar, ok?

Eu sei que você me apoiaria nessa decisão! Se você tivesse ficado viúvo, já tinha se casado de novo, eu sei! Só para ter alguém coçando suas costas até você dormir! Esse seria o critério principal, coçar as costas sem parar e nunca deixar faltar chocolate em casa.

A arte de seguir em frente

"If you wake up and don't want to smile ("Se você acordar e não sentir vontade de sorrir)

If it takes just a little while (Ainda que isso leve apenas um momento)

You'll see things in a different way (Você verá as coisas de uma maneira diferente)

Open your eyes and look at the day (Abra seus olhos e olhe para o dia)

Don't stop thinking about tomorrow) (Não pare de pensar no amanhã)

Don't stop, it'll soon be here (Você verá as coisas de uma maneira diferente

It'll be better than before (E será melhor do que antes)

Yesterday's gone, yesterday's gone" (Ontem já se foi, ontem já se foi)

Acordei cantando essa música, achei que era uma lembrança da nossa lua de mel, de São Paulo a Porto Seguro, de Fiat Uno sem ar-condicionado, ouvindo aquele k-7 com músicas dos Pretenders, Men at work e Fleetwood Mac, que você gravou para me agradar, pois sabia que eu gostava de ouvir umas coisinhas mais dançantes, vou fazer uma *playlist* com as músicas daquele cassete, para lembrar daqueles vinte e poucos dias em que nós desbravamos o Brasil e nos descobrimos como uma dupla invencível. Quando coloquei a música para tocar, percebi que era um recado! Vida que segue, não tem volta!

10

Trouxa! Muito trouxa!

Putaquepariu, Mané, tenho cara de idiota? Com certeza devo ter, a cara da maior idiota!

A vida toda você me alertou, hoje eu caí no golpe do radiador! Que raiva!

A gasolina está custando os olhos da cara, eu ando de carro comparando o preço de cada posto.

Aqui perto o litro da gasolina está custando os olhos e um rim, mas andando um pouquinho, do lado do parque tem o posto que eu abastecia quando a Marina estava no colegial, o preço lá está melhorzinho.

Embiquei o carro e pedi: "enche com gasolina comum", nisso apareceu uma frentista, perguntou se queria que limpasse o vidro e um terceiro pediu que eu abrisse o capô, eu não abro o capô, nunca, mas dessa vez eu abri.

Dali a pouco a moça diz que o radiador estava seco, disse para eu colocar o carro mais no canto, pegou uma mangueira, disse que ia resfriar o motor.

O terceiro cara me disse que ia colocar fluido, abriu um, abriu outro frasco, achei estranho, aí vi que o líquido que eles estavam colocando estava vazando.

Nisso foram cinco frascos de fluido, aí aparece a conta da gasolina, eles colocaram a gasolina aditivada.

Reclamei, eles me devolveram vinte reais, mas o fluido eu paguei.

Voltei para casa encafifada, estava o maior trânsito, naquele anda e para próprio do horário do *rush*, quando parei atrás de um caminhão, estava escrito no para-choque: "Se você não for por você, ninguém será! Se liga, hein!".

A ficha caiu! Fiquei muito brava!

Fui olhar na internet e descobri que eles fazem isso com muita frequência!

Quer dizer que eu já havia sido enganada desse jeito outras vezes!

Quando eu abastecia lá, aconteceu pelo menos umas duas vezes. Eu vivia com pressa, sempre atrasada para chegar em algum lugar, se aparecia um frentista atencioso eu acreditava, ficava imaginando o carro parado no meio do nada, sem ter para quem pedir ajuda, aceitava o golpe com cara de cuidado.

Aliás, essa é a característica do golpe, a cara de cuidado, ninguém vai se deixar cair numa roubada se o cara for grosso.

Que ódio! Nunca mais abro o capô!

A raiva maior é que, por ser mulher, os caras acham que podem extorquir na mão grande.

Pronto, falei! Você sempre me alertou sobre isso! Caralho!

11

Uma olhadinha só

Mané,

me enchi de coragem, respirei fundo e, finalmente, entrei no tal aplicativo, é mais fácil que parece, não custa dar uma olhada, as opções existentes estão muito abaixo das minhas expectativas, Mauro, 59 - esquisito - Wellington, 67 - horroroso - Andreson, 62, (que nome é esse?) - baixinho, tenho que manter a minha fama de só me relacionar com os caras bonitões, bacanas e interessantes! William, 70, - ultrapassado - Silas, 67 - desajeitado. Sempre fui exigente, nunca me contentei com pouco. Só caras que admiram mulheres fortes e decididas, nada menos que isso.

Paquerar? Eu não sei fazer isso! Daniel, 57 - metido - Felipe, 60 - mentiroso. Eu não sei fazer essas coisas, nunca fui muito proativa nessas questões de paquera, sempre fui paquerada e fazia cara de envergonhada, e isso funcionava!

Os caras desse aplicativo, Antero - 71 -são desprovidos de noção, Ronivaldo, 62 - escrevem cada bobagem, Antonio Carlos, 52 - fazem exigências bizarras, Moura, 64 - colocam cada foto estranha.

Muitos caras também estão procurando namorado, Alexandre, 66 - eles colocam nas preferências: futebol, cerveja e churrasco, isso é coisa que os caras gostam! Lucas, 51 - Os mais novos devem colocar cerveja artesanal, churrasco gourmet e rúgbi, Brunão, 38 - mas é tudo a mesma coisa. José Luiz, 58 - Tudo gira em torno dos próprios umbigos, para não dizer que tudo gira em torno da razão da vida deles, o pênis. Cauã, 61 - todos muito egocêntricos, falocêntricos. Leonel, 68, Leandro, 49.

Até entendo o princípio de gostar de estar com pessoas, conversando, tomando uma cerveja e jogando conversa fora, sobre futebol, mas esse conjuntinho não faz minha cabeça não! Marcel, 45 - Acho que as mulheres, em geral, têm outras preferências! Eles poderiam se esforçar um pouquinho! JB, 60 - Já pensou sair com um cara que só fala de futebol? Rui, 72 - Imagine se uma mulher colocar em suas preferências: Maquiagem, moda e veganismo, sabe com quantos caras ela vai sair?

Por isso que algumas mulheres, para ter papo com os caras, acabam se interessando por futebol, fórmula um, essas coisas, acabam acompanhando os namorados no estádio. - Nildo, 61 - sem camisa não!

Eu estava me sentindo meio sirigaita, essa coisa de sair e conhecer pessoas, foi então que li uma notícia (se é que se pode chamar de notícia esses relatos que vemos nas redes sociais) de uma nova iorquina de 85 anos, uma velha-iorquina, que declarou que já fez amor (a declaração dela) com mais de cinquenta homens desde que passou a usar o Crusher.

Minha ideia é bem mais modesta, eu quero encontrar alguém bacana para dividir bons momentos, ter com quem conversar, com quem sair e até dividir meus anseios, meus sonhos mais loucos, tudo?

Tudo é muito! Pelo menos a parte que conseguir dividir, acho que a melhor coisa é não ficar criando expectativas. Como os jovens dizem, é melhor criar unicórnios a expectativas.

Vou aproveitar a experiência no posto de gasolina e ficar ligada para não cair em golpes amorosos! Como se isso fosse possível, já passei da fase de me deixar enganar por seduções! Acho que já sou vacinada.

Tenho certeza que outro como você não existe!

Tiago, 54 - Caio, 65 - Carlos, 61 - João, 59 - Rubens, 67 - Mané, 59 - Mané, 65.

Só cara feio, fingido e mentiroso, quem vai querer sair com um traste desses?

Chatos existem muitos, mas ninguém é implicante, impaciente, intransigente, insuportavelmente chato do jeito que eu gosto, ninguém, só você!

12

Controle externo?

Estava sozinha em casa, a Martinha estava viajando, me senti à vontade. Vesti meu pijama, peguei uma taça de vinho e me acomodei no sofá, coloquei a nossa *playlist* para tocar.

Assim que entrei no aplicativo, um fulano veio falar comigo, de cara me passou o número dele, aceitei no aplicativo de mensagens, ele quis falar comigo pelo telefone, aceitei, afinal que custa?

"Sinésio, 65 - Sou administrador de empresas, formado pela FEA USP, gosto de cozinhar, esportes, praia, procuro verdadeira amizade"

Baseado nas fotos que eu coloquei no perfil, num total de seis unidades, o cara afirmou que eu assusto os homens, completou que homem não gosta de mulher com atitude, precisei dar um gole no meu vinho, a atitude à qual ele se refere é uma foto em que estou fazendo uma careta debochada. Careta é esse papo, retrógrado, cafona. Os homens continuam querendo cercear os pensamentos e atitudes das mulheres, além de darem mais importância para a aparência física que o conteúdo, ou seja, tudo como sempre foi, mulheres ainda são comparadas a prêmio, quanto mais bonita, magra e arrumada é a mulher, mais sucesso o cara alcançou, coisa horrorosa!

Tenho muita atitude, uma foto que um desavisado pode pensar que eu tive um derrame e meu rosto ficou desconfigurado. Na verdade, a ideia é a mesma das carrancas do rio São Francisco e daquelas plaquinhas no portão das casas: Cuidado - Cão bravo.

Eu não quero saber de homem inseguro, que não se garante ao meu lado, eu quero atitude, muita atitude, até para assumir suas fragilidades e fracassos.

Esse sujeito estava me incomodando, de onde eu estava sentada eu via meu reflexo na tela da televisão desligada, precisei mudar de lugar, fui me sentar na poltrona, talvez devesse até apagar a luz, constrangedor demais, eu me ver passando por uma situação dessas, o cara era do tipo macho arrogante, do cocô do bebê a bomba atômica, ele sabe de tudo, tudo ele entende e é autoridade, coisa mais chata. Coloquei o telefone na mesinha de canto e acionei o viva-voz para não precisar segurar o aparelho.

A conversa era tão intrincada que eu precisei ir na cozinha procurar alguma coisa para beliscar, uns amendoins, uma maçã, alguma coisa que me fizesse ficar bastante tempo mastigando, para não querer falar nada.

Não encontrei nada para suprir essa necessidade, acabei fazendo uma torrada de pão dormido com manteiga, não era o que eu queria, mas cumpriu a função.

Esse sujeito me disse que era viúvo, que a mulher dele foi diretora de um banco, mas nas entrelinhas quis me fazer acreditar que não por méritos dela, mas sim por sua influência, que ele tinha, veja que pretensioso, preparado a mulher, treinado ela para que ela pudesse sobreviver ao mundo corporativo, quase vomitei ao escutar tal afirmação.

A vantagem de cozinhar é que, na dúvida, é só seguir a receita da sua preferência, com pessoas, não existe uma receita garantida nem infalível, depende de tantas variáveis.

E nem foi só isso! Mané, veja se é possível, olha com quem esse maluco quis se meter!

Do nada ele bradou: "O Brasil foi roubado por treze anos!".

Isso mesmo, o cara começou a fazer discurso político!

"Eu não gosto do atual presidente, mas ele está salvando o Brasil" — gritava quase alucinando.

Mané, imagina só: euzinha me controlando para não entrar numa discussão sobre política, você pode imaginar?

Não, eu não enfrentei ele como eu costumava fazer com você!

Claro que não! A gente era adversário político, mas parceiro na vida, nós dois queríamos a mesma coisa, só que cada um acreditava num caminho diferente. Num curto período votamos nos mesmos candidatos! Que sonho! Tínhamos bichinhos do partido, mas foi por pouco tempo, dois mandatos?

Imagine, Mané, se eu vou bater boca com um cara que eu nem conheço, que de cara já ficou me questionando?

Me segurei, Mané, para não falar o que eu penso, não vale a pena bater boca com desconhecidos.

Ainda propus mudar o rumo da conversa, foi aí que o cara cresceu, quis saber se eu era feminista e esquerdista? A resposta é uma só: e tem outra opção? Por puro deboche, completei: "Praticante".

O cara enlouqueceu!

Como eu não tenho nada com os problemas dos outros, agradeci, me despedi, desliguei e bloqueei o número dele, em seguida ele foi no Crusher tirar satisfação, bloqueie também, porque eu quero ser cortejada, festejada, não quero cara chato no meu pé!

Fiquei irritada! Como pode haver tanta prepotência numa pessoa só?

A experiência valeu! É bom saber, logo de cara, qual é a tonalidade política do cara.

Enchi meu copo, deitei no sofá. Respirei profundamente.

Eu nem comecei, decidi arriscar um pouco mais.

NOTA MENTAL # (acho que vou colar isso na porta da geladeira, junto com a lista de compras da semana)

Como escolher namorados (serve para peixes e gentes), critérios a serem levados seriamente em consideração:

*Os olhos devem estar brilhantes.

*A pele firme.

*O cheiro deve ser característico, porém delicado.

*Se for namorado gente, preferir os menos febris.

*Nada de caras febris!

Farofa de banana

Ingredientes

- 1 ½ xícara (chá) de farinha de mandioca torrada
- 2 bananas-prata
- ½ cebola-roxa
- 1 dente de alho
- 2 colheres (sopa) de manteiga
- sal e pimenta-do-rcino moída na hora a gosto

Modo de preparo

1. Descasque as bananas, a cebola e o alho. Corte as bananas em meias-luas médias, a cebola em cubos pequenos e pique fino o alho.

2. Coloque a manteiga numa panela média e leve ao fogo médio. Quando derreter, junte a cebola, tempere com uma pitada de sal e refogue até murchar. Acrescente o alho e refogue por mais 1 minuto para perfumar.

3. Adicione os pedaços de banana, tempere com sal e pimenta a gosto e misture delicadamente por 1 minuto — cuidado para não desmanchar demais os pedaços. Por último, junte a farinha de mandioca, aos poucos, misturando com a espátula para incorporar. Deixe cozinhar por mais 5 minutos para ficar crocante, mexendo de vez em quando. Prove e acerte o sal e a pimenta. Sirva a seguir.

13

Espelho, espelho meu

Dei de cara com uma figura nua no espelho, estava passando em direção ao banheiro.

"Quem é essa pessoa que está andando pelada pela minha casa?" — eu pensei.

Parei para olhar com atenção, reconheci a silhueta, esse corpo já teve dias melhores.

A pele clara deixa expostas muitas varizes, manchas, rugas, já não tem o mesmo tônus, nem o viço ou a maciez de outros tempos.

Algumas curvas estão mais acentuadas, a barriga e os braços delatam a passagem do tempo.

As pernas continuam finas, musculosas até.

E esse bumbum? Até tu, Brutus? Custava em nome dos bons tempos se manter no lugar?

Reconheço esse corpo, nem posso acusá-lo de traição!

O tempo é implacável.

Mané, achei que era minha avó! Outra noite sonhei com ela, num restaurante, eu perguntava se era o aniversário dela e ela ficava triste por eu ter esquecido, aí eu lembrei que o aniversário dela já tinha passado, fazia muito tempo que não comemorava o aniversário dela. No sonho lembrei o motivo, fiquei triste ao lembrar que ela não estava mais aqui.

Essa nunca mencionou nada sobre seus desejos pós-morte, nem nunca instruiu ninguém sobre onde e como proceder. Acho que ela nunca pensou que um dia iria morrer.

Eu nasci ela tinha 47 anos, sempre a considerei uma velhinha. Alta, elegante, mas velhinha.

(Vovó, mil desculpas! Você estava inteiraça, eu reconheço.)

Durante as férias que passávamos no sítio no interior, nas horas de preguiça ela deixava que todas as suas netas arrumassem seu cabelo.

Ela se sentava na poltrona debaixo da janela do quarto onde dormíamos, todas as meninas e ela, enrolada em seu peignoir de matelassê cor-de-rosa, nós em volta, cada uma com apetrecho, escovas, pente, massageador, bobes elétricos. Fazíamos penteados mirabolantes e, enquanto o cabelo descansava enrolado nos seus bobes elétricos, massageávamos com aquele creme da latinha azul, usávamos porções exageradas, esfregávamos sua pele delicada.

Na minha visão infantil, custava acreditar na textura que lembrava um papel, fininha, branquinha, às vezes eu esfregava sua pele com mais força só para ver o efeito amassado de um lado e o liso do outro, ela nunca reclamava, deixava que massageássemos à vontade.

Ela gostava que a gente fizesse massagem nos seus pés, tão encarquilhados, tantos calos naqueles dedos encavalados.

Um dia me explicou que ficaram assim de tanto usar sapatos de bico fino. Eu tinha medo que meu pé ficasse igual. Nunca usei sapatos apertados, nunca apertei meus dedos, vai ver é por isso que meus pés lembram um leque, aberto.

Hoje me reconheço nela, ainda não sou avó de ninguém, mas me sinto parecida.

Ao olhar o meu reflexo no espelho, me reconheço como mulher de uma linhagem de que eu me orgulho muito.

Reconhecer ajuda a amenizar o susto de não ser mais aquele corpo fresco como a luz da manhã. Não posso reclamar, estou aqui, agora eu sei como usá-lo, não tenho mais medo das coisas que possa a vir sentir com ele.

Não sou mais a mesma, marcas ficaram no corpo, cicatrizes de tudo que eu vivi. Pelo lado de dentro, também não sou a mesma, apesar de parecer a mesma. Já sou outra, muito mais livre e segura, muito mais decidida e determinada. Eu sei quem eu sou, eu sei o que eu quero, ou pelo menos o que eu não estou disposta a enfrentar.

Mané, você vivia dizendo que namorava comigo por ter se apaixonado pela minha avó e pela minha mãe, eu achava isso uma coisa tão esquisita. Como eu era boba! Não entendia a brincadeira?

Nós namorávamos há um pouco mais de um mês e você topou passar o dia do Natal com a minha família na casa da vovó, você enfrentou a situação com maestria, minha avó se encantou por você, você dizia que tinha ido àquele almoço para ver como eu ia ficar no futuro.

Hoje, acho que entendo, eu sou tão parecida com elas que você olhava para elas e previa como eu ia ficar, e eu fiquei!

Vira e mexe olho no espelho e vejo minha avó, até a armação dos óculos está parecida, acho que vou trocar os óculos.

E aprendi a cozinhar como elas, tenho gostos muito parecidos. Até o jeitão de agir, sou parecida com elas, ou seja, você soube escolher direitinho!

Mas eu não cozinho mais, minha mãe gosta tanto e a Martinha disputa com ela o direito de pilotar o fogão, abri mão! Elas carregam na pimenta, mas não me importo.

Aos domingos elas se esmeram, eu fico na degustação.

Hoje, mudei de posto, subi um degrau, agora eu sou a mãe, mesmo assim ainda espero que apareça gente interessada, ao menos para tomar café comigo.

Vou cobrir os espelhos, não ganho nada com essa superobservação, sou muito crítica, ficar me observando e me julgando não vai me levar a lugar nenhum!

Agora estou achando que essa armação dos meus óculos está me deixando com cara de personagem de desenho animado, todo desenho animado tem uma velha de óculos, daquelas rabugentas, cheias de manias, estou achando que estou virando uma personagem de desenho animado, desnorteada, sem saber o que fazer, para onde ir depois que uma bigorna cair em sua cabeça e muitos passarinhos se materializarem à sua volta.

Massa de macarrão caseiro

Ingredientes

- 3 xícaras (chá) de farinha de trigo (cerca de 400 g)
- 4 ovos
- 3 colheres (chá) de sal
- farinha de trigo para polvilhar a bancada

Preparo

Numa tigela grande, misture a farinha de trigo com o sal e abra um buraco no centro. Quebre um ovo de cada vez e transfira para o centro da tigela com farinha. Com um garfo, mexa apenas os ovos para misturar as gemas com as claras. Aos poucos, misture os ovos com a farinha, fazendo movimentos circulares do centro para a borda da tigela, em sentido horário.

Assim que a farinha incorporar os ovos, misture e amasse com a mão até formar uma bolota. Transfira a massa para a bancada e amasse bem até ficar lisa e macia — isso leva cerca de 15 minutos. Embale a massa com filme e deixe descansar em temperatura ambiente por 30 minutos.

Polvilhe a bancada de trabalho com um pouco de farinha. Desembale, transfira para a bancada e, com uma espátula (ou faca), divida a massa em 4 partes, abra (com o rolo ou máquina de macarrão) cada uma das partes da massa, formando um retângulo, a massa deve ficar bem fina, com cerca de 2 mm de espessura.

Deixe secar antes de cozinhar.

14

Dedinho pra cá, dedinho pra lá

Lembrei tanto de você, Mané!

Estava sentada no canto do sofá, de costas para a porta, cheguei a ouvir sua voz, senti você me cutucando enquanto repetia: "dedinho pra lá, dedinho pra cá". Nesse aplicativo para escolher as pessoas que você gosta precisa arrastar a foto para a direita e quem você não gosta, para a esquerda, lembrei de você falando isso quando eu passava horas sentada jogando Candy Crush — um quebra-cabeças no celular, cujo objetivo é combinar pecinhas em forma de balas coloridas iguais para liberar prêmios e acumular pontos para passar para as próximas fases. Como na vida nos aproximamos de pessoas parecidas, que simpatizamos para alcançar objetivos; na vida, o objetivo é a felicidade.

Atualmente, no aplicativo "Crusher" é só dedinho pra cá, cada estrupício, viu! E não é só por aparência e preferência, os caras são desprovidos de noção, eu já falei isso antes, mas não canso de repetir.

Dizem que gostam de mulher submissa, Adilson, 59; que não querem compromisso, Heraldo, 65. Além de acusarem as mulheres de colocar fotos retocadas, é um festival. Sergio, 65 - Ronaldo, 61. Como se as fotos de carros caros, Rafael, 71 - Eduardo, 63, garrafas de vinho, Newton, 63, e paisagens bucólicas, Roberto, 68, não fossem a tentativa deles de ludibriar possíveis interessadas.

Cada barbaridade que escrevem, Joaquim, 64, é constrangedor. Maurício, 53 — Olha o que esse maluco colocou na bio dele:

"Fred, 67 -Empresário, divorciado e muito bem resolvido, sem fantasmas, sem rolos, sem ficantes. Busco relacionamento sério e maduro, não desejo aventuras, não curto agitação, gosto de boa música, vinhos, boa conversa.

Não sou radical e não gosto de radicalismo seja político, religioso ou social, simples assim... se gostou vamos nos dar a oportunidade e nos conhecemos. Tenho 1,84/74 kg. Boa sorte a nós.

OBS: se curte moto, seja bem-vinda. Não interesa sua posição política.".

"Mônica, 58 — Procuro quem me transborde, que me leve a sentir o que eu nunca senti! Procuro uma pessoa emocionalmente preparada para viver a maior aventura da sua vida, ou seja, Fred, 67, você não é o meu perfil.".

Meu pai diria que esse aí é meia-bomba, né Mané?

Paulo, 65 - Flávio, 56 - Francisco, 66 — Quando eu estava quase desistindo, apareceu um cara que disse que adorou a energia das minhas fotos, o cara começou bem, merece uma conversa, né?

Parece que ele não se assustou comigo. Beto, 72 — Nem li o perfil dele.

Dessa vez preferi conversar deitada na cama, sem muita expectativa e fiquei até tarde falando com o cara. Precisei dizer que era a hora de dormir, ele viraria a madrugada conversando. Gostei da conversa, fiquei imaginando situações.

Não sei se devo escrever essas coisas, agora entendo Anne Frank quando ela diz que tem que destruir o diário antes de morrer!

Se eu escrever tudo que eu penso…. Pensei, ué? Eu nunca fui muito de pensar antes de falar e, afinal, não é para isso mesmo que entrei nesse aplicativo? Então tenho que imaginar um futuro com aquela pessoa. Um encontro para tomar um café é futuro. Pela conversa, era uma pessoa com futuro!

No dia seguinte, Beto, 72, propôs um café, disse para eu escolher, marcamos numa confeitaria conhecida.

Quando contei para as meninas da ginástica que ia tomar café, elas ficaram animadas e deram a maior força, elas vibraram comigo, demos muitas risadas.

Me fizeram milhares de recomendações. Parecia que estava cercada de uma assembleia de avós de antigamente, cheias de recomendações.

A Lívia queria ir e ficar numa mesa perto, só por garantia. Achei a ideia divertida, mas, conhecendo a Lívia, tenho certeza que ela não se conteria e logo se apresentaria, puxaria uma cadeira e participaria da conversa, sem chance.

As amigas do maternal também vibraram, algumas me disseram que não tinham coragem, mas me apoiaram incondicionalmente.

Apesar de ele ter dito onde morava, um endereço bacana, o que fazia, uma profissão bem cotada, achei melhor ir a um lugar longe de casa, bem movimentado.

Quando estava quase entrando no estacionamento, na rua da confeitaria, vi um cara na calçada, que lembrava a imagem do perfil do aplicativo, batia com a descrição, mas achei desarrumado, meio capenga, mais enrugado que na foto.

Quando entrei na confeitaria, procurei o cara, não vi ninguém, achei que ele pudesse estar no terraço, encontrei com ele vindo do banheiro.

Ao vê-lo se aproximando, levei um susto! Beto, 72 está muito estragado!

Nos sentamos numa mesa perto da parede, é um truque que eu aprendi com meu avô, sentar perto da parede facilita a audição, a parede abafa o som, uma parede forrada de plantas era melhor ainda, o som seria absorvido e poderíamos nos escutar tranquilamente, expliquei isso para ele. Uma vez palestrinha, sempre palestrinha.

Pedimos café e água, ele me ofereceu alguma coisa para comer, um sanduíche de croissant, quem sabe, eu declinei.

Eu não tinha me dado conta o quanto ele era mais velho que eu. Tive a sensação dele ter chegado ao Brasil antes das caravelas do Cabral, ele falou ter conhecido certos rincões do país antes de postes de energia terem sido instalados.

Falou dos filhos, ex-mulheres – sim, no plural –, e, por fim, quando chegou no quesito saúde, tive vontade de dizer: "para o bonde que eu quero descer".

Mané, fazia muito tempo que a Lívia tinha me recomendado um livro, levei muito tempo procurando, encontrei alguns dias antes de você ficar doente, levei esse livro para o hospital, você ficava controlando, dizia que eu nunca iria acabar a leitura das 632 páginas do livro, quando eu acabei você festejou minha conquista, o livro é ambientado num hospital na Etiópia, aprendi muito sobre cirurgias e tratamentos, num hospital com poucos recursos e muitos desafios, que me ajudou a enfrentar tudo que enfrentamos. Ninguém acreditava, mas foi pela literatura que eu entendi como era a colocação da bolsa de colostomia, mas no livro a bolsa foi colocada pois o paciente era vítima de "tripa virada", tem um nome científico, mas eu não lembro, o médico do livro explicou que africanos têm tendência à "tripa virada". Foi a parte que eu li enquanto você estava no centro cirúrgico, Mané.

Enquanto conversava com esse cara, lembrei do livro, pois ele me contou muitos detalhes das cirurgias às quais ele foi submetido, os tratamentos e as dificuldades posteriores, causados pelos problemas de saúde dele. Segundo ele, tudo causado pelo cigarro sem filtro que fumou durante boa parte da vida. Com a idade ganhamos experiência e sabedoria, mas alguns estragos são impossíveis de reverter, muita gente, enquanto é jovem e vigoroso, vive a vida sem medo do amanhã, levando o corpo ao limite, com o passar dos anos, a fatura chega e, querendo ou não, será cobrada, sempre é.

Diferente de você, Mané, apesar de ter fumado tanto, durante tantos anos, não foi o cigarro que causou sua doença, o cigarro roubou sua saúde, a vitalidade que você precisava para se recuperar.

Tudo isso veio à minha cabeça enquanto estava sentada naquela mesa perto da parede, do terraço da confeitaria, devo ter ficado com o olhar perdido pensando na loteria da vida, para uns a segunda chance, para outros o fim sem rodeios, a morte.

Finalmente criei coragem e disse que precisava ir embora.

Beto, 72 — Estou decidida, preciso de um cara minimamente saudável, equilibrado financeiramente, não tenho idade para entrar numa roubada desse tamanho!

Mané, com você eu topava tudo, mas a gente era novinho, cheio de energia, perrengue, só com você, daqui para frente só quero vida boa e diversão!

#NOTA MENTAL#
Escolhendo um namorado:
As aparências enganam, nem tudo que reluz é ouro!
(é a voz da consciência dando o seu alô:
Não se iluda, meu bem, depois de uma certa idade, a beleza esmorece.
Depois dos 50 o importante é a saúde, se é saudável e tem um bom convênio.
O que nos leva a outro ponto importante: finanças em ordem, são itens mandatórios).

15

Eu sou um pouco de cada mulher que passou pela minha vida

Encontrei numa sacola, guardada no fundo do maleiro, uma camiseta bordada por uma aluna das aulas de bordado na ONG, do bairro distante, do curso de bordado que eu inventei, imagine, eu ensinando a bordar?

Foi um tempo em que eu imaginei que eu tinha muito a ensinar para outras mulheres. Inspirada por outra iniciativa parecida, pensei em um projeto de fortalecimento pessoal e geração de renda. Como era eu que arcava com todos os cursos, a entidade aceitou minha proposta, durante um semestre, toda terça-feira de manhã eu ia até lá.

Entre pontos e laçadas as conversas fluíam, uma contava uma coisa, outra comentava a novela, aos poucos os laços se fortaleceram, uma falava de uma conquista, outra pedia um pensamento. Todas se uniram, torcendo pela Francisca que estava na fila à espera de um transplante de fígado. Percebi depois que eu aprendi tanto quanto ensinei, era um grupo com muita coisa a compartilhar.

Entrei na aula de ginástica à procura disso, de reencontrar conexão com minhas iguais.

Naqueles encontros entre agulhas e linhas, rimos muito, entre essas risadas a história que mais rendeu foi a história da Carmina, todas deram palpites, mas chegou-se à conclusão que Carmina está certíssima, aqui de longe, hoje me vejo como a Carmina, espero que eu tenha a mesma capacidade que ela.

Era uma mulher simples, da periferia, mulher trabalhadeira, casada, sempre fez tudo que tinha que fazer, mulheres casadas fazem isso, tudo que tem para fazer.

Cozinhou, lavou, limpou, arrumou, passou, engoliu muito desaforo, mas Carmina, iluminada do jeito que é, foi levando, e vivendo sempre otimista.

Filhos crescendo, marido nunca tomou jeito, e Carmina lá, firme.

Até que o marido foi desta para onde tinha que ir, palavras dela, quando disse que o marido tinha falecido.

Carmina, agora viúva, passou a desfrutar prazeres antes proibidos, dançar, ela adora um bailão, se entrega a noite toda.

Num desses bailes conheceu um senhor, policial reformado, solteirão, muito bem aparentado, sedutor, ela gostou, quem não gosta.

Combinaram um namoro, um dia, dois, lá pelas tantas o tal namorado vem com a proposta de morarem juntos, não dá, ela usa o argumento de que tem os filhos.

Mais um pouco ele aparece com uma trouxa de roupa suja, só lavar e passar.

Isso não é namoro, não. "Isso eu não quero", determinou Carmina, ainda teve que ouvir que estava perdendo a melhor oportunidade na vida.

Obrigada, não estou procurando oportunidade de voltar para o tanque!

Carmina agora já sabe, não quer namorado, noivo ou marido, quer só viver sua vida com alegria e leveza, quem quiser, pode vir, mas sem reclamação.

Conheci Carmina, Célia, Hilda, Rosa, Eva, Dalva, Neide, Valdeni, Francisca, Navete, Lourdes, Beth e Clemência no grupo que montei para ensinar bordado, mais que bordado aprendemos muito sobre nós, sobre a vida, e eu tenho muito a agradecer a todas elas. Aprendemos a fiar juntas, aprendemos a confiar umas nas outras.

Me disseram uma vez, que a origem da palavra "confiança", acreditar no outro, vem dessa ideia do fiar junto, não lembro direito, mas a ideia é essa mesmo. Acho que lembrei dessa história para não esquecer que a única coisa que importa de verdade é a minha vontade, que meu tempo de salvadora do mundo já passou!

#NOTA MENTAL#

Namorado não é patrão.

Nem dono, nem proprietário.

No dia da aula na praça, as meninas queriam saber tudo, eu contei tim-tim por tim-tim, as reações delas são as mais engraçadas, elas todas estão casadas há muito tempo, acho que não lembram como é sair com alguém que não conhecemos.

Queriam saber por que eu não fui embora quando vi o cara chegando na confeitaria, a resposta é simples: eu gosto de viver perigosamente!

Adorei as reações delas, o assunto rendeu, voltei para casa mais leve, mais animada.

Elas não sabem como é isso, nós todas somos de um tempo que só saímos com gente que já conhecíamos, quando era um encontro às escuras, normalmente éramos apresentados por amigos em programas com outras pessoas, dificilmente saíamos com alguém desconhecido sem uma amiga, pelo menos.

Eu nunca tinha saído com alguém sem nenhuma referência anterior, pensando sob esse ponto de vista, parece assustador, por isso tomei todos os cuidados, a começar pela escolha do local do encontro.

Localizado longe da minha casa, lugar central e movimentado. Isso não é garantia, mas pelo menos dificultaria uma perseguição, foi isso que imaginei.

Depois, analisando bem, percebi que eu já tinha elementos suficientes para concluir que esse encontro não ia dar em nada.

O cara é muito desorganizado, impossibilitado de namorar comigo!

Foi a Martinha que cunhou o termo. Você teria pensado nisso, aliás, eu imagino como você se referiria a esse cara, significa falência financeira e saúde precária, além de outras questões pessoais, muito enrosco para uma pessoa só, é isso que eu quero dizer.

Confesso, Mané, me assustei, imaginei passar outra temporada na poltrona do hospital, dessa vez fazendo vaquinha virtual e campanha na rede social para arrecadar fundos para o tratamento de um cara, isso ia acabar mal.

Eu que sou movida a fantasias acordei de um pesadelo.

Acho que tem gente que entra no aplicativo de namoro para arrumar uma enfermeira, uma cuidadora, não tenho vocação para Ana Néri.

Voltei do café injuriada, até mesmo cismada, pensando nas conversas tecladas, ele bem disfarçado, deixou escapar várias referências, fez pequenos comentários, mas nada relevante, detalhes comentados de passagem, sem muita importância, parece que eu fico surda, cega, idiota e custo a acreditar que não vivo no mundo mágico da minha cabeça, onde tudo é lindo e acaba bem.

Uma mulher dessa idade com cabeça de adolescente deslumbrada. Fantasiando situações absurdas numa realidade muito distante.

Por essas e outras, eu mereço ser comparada a personagem de um desenho animado tragicômico. A solitária encalhada que se apaixona pelo vilão? Desenho animado não, mas tem seriado com esse tema: a solitária encalhada, fisgada, sempre cai nessas roubadas, fisga qualquer isca, até as artificiais. Eu mereço uma bigorna caindo sobre minha cabeça.

Carne de panela

Em uma panela de pressão, coloque o óleo e frite o alho até que fique dourado, acrescente a cebola bem picada e refogue bem, até que a cebola fique transparente.

Acrescente a carne cortada em cubos, coloque tomate, pimentão, cenoura e a seguir acrescente a água, sal, pimenta e orégano.

Deixe cozinhar por 30 minutos contando o início da fervura, assim que a carne estiver cozida retire do fogo, misture a salsinha e sirva em seguida com arroz branco.

16

Ai blá blá blá blá blá blá blá blá blá

Ti ti ti ti ti ti ti ti ti

O primeiro encontro com um desconhecido a gente nunca esquece, o meu foi um fiasco!

Entrei no Crusher de novo. Marcos, 65 - Newton, 28 - César, 67 - Nunca se sabe o que vem por aí. Ricardo, 49 - Luiz, 59 - Paulo, 59.

Estava com sangue nos olhos, não ia deixar por isso mesmo, sentei-me na poltrona, nessas horas não posso ver meu reflexo na tela da televisão desligada, fico constrangida, é como se eu estivesse fazendo alguma coisa errada, nem me deitar, eu preciso de uma atitude para encarar o desafio. Respirei fundo, me concentrei: o que é que eu estou procurando? Você entende, Mané? Preciso de método, em primeiro lugar saber o que é que estou procurando. Ter um critério de seleção, quais os pontos fundamentais? Tenho que encarar como uma tarefa a ser cumprida.

Em meio a tantas figuras bizarras, Renan, 57 - Adalberto, 69 - apresentações lastimáveis, Camilo, 60 - Nelson, 65, - Pedro, 56 - num cardápio de gente, percebi que há um critério importantíssimo a se considerar, o nome do sujeito, eu sou uma viúva, com filhos, com uma história que me precede, percebi que seu nome, Mané, é um nome muito comum para os 60+, nunca tinha percebido a frequência, então o critério nome é importante, seus xarás são cartas fora do meu baralho. Pensando bem, vou incluir nessa lista os xarás do meu pai, que também são muitos, sendo assim, para evitar confusões, os xarás dos meus irmãos e do Danilo, nome de filho também tem que estar na lista, estão todos interditados, evitamos assim confusões e mal-entendidos futuros, Mané, eu sou precavida, gosto de ter tudo previamente acertado. Acho que esse é um bom acordo, quatro nomes proibidos, nem é muito.

Tendo decido mais um critério, abri a janela da sala, liguei a televisão e coloquei uma música de fundo com umas imagens aéreas de uma região montanhosa, provavelmente na Europa, pois havia muitos castelos medievais, assim não vejo meu reflexo na tela e voltamos ao Crusher, das paqueras virtuais, o aplicativo mais usado no momento.

Thiago, 59 - Guilherme, 60, Henrique, 55 - Adailton, 59, apareceu um cara que tinha cara de organizado, a organização agora é um critério desejável, o cara não tinha nome, tinha uma inicial, duas letras, - PJ, 65 - um apelido, talvez, avaliei por alguns instantes ainda, antes de mais um dedinho pra lá.

Fica a dúvida, será que vai me responder? Na tela da televisão, detalhes do portão de uma fortaleza de pedra rodeada por água. Eu sinto que eu estou dentro de uma fortaleza, estou me esforçando para abrir o portão, preciso descer a ponte para deixar a vida passar.

Nem um minuto se passou, recebi uma notificação, PJ, 65 respondeu.

Conversa vem, conversa vai, ou melhor, eu puxando papo, estava me sentindo um saca-rolha enfrentando uma rolha de baixa qualidade, daquelas que esfarelam a cada tentativa de extração. Esses caras são tão monossilábicos! A gente tem que forçar a barra. Até que ele me manda o número, a conversa é mais fácil pelo outro aplicativo, ele confidenciou.

De repente a pergunta, assim sem mais nem menos: almoço ou jantar? — almoço, baby, sou nova nisso! — Sempre é mais seguro sair durante o dia, apesar desse cara não me parecer representar algum perigo, aliás eu jamais imaginaria que PJ, 65 estivesse procurando paqueras ou relacionamento, preconceito? Sim, eu tenho muitos. Esse cara me pareceu uma pessoa que não tem vida pessoal, parece que passa a vida olhando para o próprio umbigo, que não se preocupa com o resto. Me pareceu blasé, cara de enjoado mesmo. Eu sou assim, Mané, você sabe, eu tiro conclusões precipitadas baseada nas minhas suposições. Cara disso, cara daquilo, esse tinha uma cara de gente cheia de frescuras, isso é preconceito!

Ele perguntou se eu conhecia esse e aquele restaurante, conhecer eu conheço, eu leio jornal, eu ando pela rua, eu converso com as pessoas, presto atenção em tudo, não quer dizer que eu já tenha ido a todos os restaurantes que eu conheço, mas isso eu não contei para ele, deixa ele pensar que eu sou profunda conhecedora da cena gastronômica da cidade, me pareceu que isso contaria pontos com ele. Afinal, a conversa dele parecia uma sessão de gastronomia de encarte de revista sobre negócios financeiros daquelas impressas. Nada moderno parecido com um aplicativo que fornece informações sobre restaurantes e passeios.

Me disse que tem casas em várias partes do mundo, Paris, Nova York, Munique, parecia o Lorde Cigano, o personagem do José Wilker em *Bye, Bye Brasil*, falando da neve na Europa e como no momento está morando no Rio de Janeiro, mas tem vindo a São Paulo com frequência.

Mané, você sabe que eu faço isso, eu construo a imagem que eu quero que a pessoa tenha de mim, não é mentira, mas a gente tem que dar uma valorizada no currículo, como se fosse o retoque que os fotógrafos antigos faziam nas fotos, ou os filtros dos aplicativos modernos, só para não parecer que estou por fora, que sou uma qualquer que vai aceitar qualquer coisa. Depois da lista de endereços pelo mundo, achei que era necessário. Foi assim que acabei me tornando uma leitora voraz, quando alguém fala de um livro que eu não li, eu vou lá e leio. Tanta coisa aprendi prestando atenção nas coisas.

O cara me perguntou que tipo de culinária eu preferia, respondi que sendo boa, qualquer uma.

Então combinamos um almoço num restaurante que ele considera um dos melhores da cidade, dali a uma semana.

Silêncio total, uma semana de silêncio, achei estranho, achei que ele iria querer me conhecer melhor antes de me encontrar, jogar um pouco de conversa fora, mas apesar do silêncio decidi manter a agenda.

Antecipei para as meninas da ginástica que iria almoçar, elas vibraram, querem que eu conte tudo, eu conto, não escondo nada! Preciso da opinião de outras mulheres para ir balizando minhas escolhas.

Se eu fosse fazer só coisas que me sinto segura, não saía de casa, ficava de pijama o dia todo debaixo das cobertas, mesmo nesse calor insuportável de cidade poluída, mas eu não vou ficar parada, vendo a banda passar, eu vou agir, mesmo que eu quebre a cara.

Mané, eu prefiro não quebrar a cara, mas a possibilidade existe, sempre existe, eu não tenho controle sobre os outros, eu vou considerar que posso me frustrar, as chances são bem reais, para encontrar pérolas é preciso se arranhar nos rochedos.

Estou focada em encontrar um amigo, um namorado, um ficante, estava desanimada, achando que não ia dar em nada, mas aí me lembrei que a busca mal começou, preciso de material para escolher, ainda não conheci gente suficiente, eu quero encontrar o melhor namorado, ficante, amigo que esse aplicativo pode me oferecer, como eu digo sempre, só me interessam os mais bacanas, eu tenho uma reputação a manter! Né, Mané? Você sabe, você sempre soube! Você é prova disso, você sempre foi o cara mais bacana que eu conheci, além de ser o mais lindo de todos.

Você pensa que eu não sei que você era inseguro e fuçava minhas redes sociais? Mesmo depois de tantos anos de casados? Você visitava o perfil de todos os meus contatos, procurou nas conversas, descobriu o perfil dos meus ex-namorados, um trabalho de investigação admirável! E só encontrou o meu amor por você. Acho que foi fácil descobrir o perfil dos caras com quem eu namorei, você descobriu a maioria, pelo menos! Eu nunca escondi nada de ninguém, você sempre soube, desde o primeiro dia. O que você viu? Só gente bacana, não é? E no fim eu me casei com você! Fiquei com você. Você é o meu campeão!

Mané, claro que comparo todos os homens que passam pela minha frente, nenhum deles tem o seu charme, seu conhecimento em assuntos aleatórios, astúcia, curiosidade, lábia e rapidez de pensamento. Eles não conhecem música como você, eles não assistiram todos os filmes que você assistiu, eles não sabem nada de seriados antigos e desenhos animados novos! Tem uns que nunca ouviram falar de *Monstros S/A*, *Enrolados*, *Up* ou *Divertida Mente*. Eles parecem tão velhos, ultrapassados, caretas, quadradões mesmo, imagine, Mané, não conhecer desenhos animados.

Você partiu antes da hora, não há nada que se possa fazer.

Eu, como não sou mulher de faraó, tenho que seguir em frente.

Na aula de História do Ginásio aprendi com a Dona Dulce, entre outras coisas, que as mulheres, os servos e os animais de estimação do faraó eram emparedados junto com comida e tesouros no fundo da pirâmide.

Fiquei na dúvida sobre essa informação, confirmei com a Martinha, nossa palestrinha particular, assessora para assuntos aleatórios acadêmicos, a nossa caçula, a criança mais inteligente que nós fizemos, nisso fomos bons, só fizemos gente bonita e inteligente, mas a Martinha é mais inteligente que todos nós juntos, ela me disse que sim, isso não era regra, mas acontecia.

Enquanto esperava o tal almoço, não suspendi minhas buscas, não quero perder tempo, se com um não der certo, com o outro também pode não dar, por isso não se pode esmorecer, estava conversando com um fulano pelo "Crusher".

Esse me disse que sou muito bonita, inteligente e tal, mas isso eu já estou cansada de saber — me dá vontade de dizer "me diga alguma coisa que eu não saiba, surpreenda-me" —, completou que não estava me paquerando, devo ter deixado escapar alguma interjeição ácida, questionei esse "não estar me paquerando", ele explicou: — não estou procurando namorada, se for para namorar tem que ser alguém perto da minha casa, que dê para ir a pé — mesmo assim perguntou se eu topava conversar pelo celular.

Ele me disse que sou diferente das outras mulheres que estão no aplicativo. Não entendi de onde ele tirou essa conclusão, baseado em quê? Nas minhas seis fotografias, sendo uma delas com uma careta debochada, ou no meu texto de apresentação?

Olha só, Mané, esse é o meu texto de apresentação, nada demais, né? Mostrando assim, fico constrangida, o texto mais genérico de todo Crusher:

"Mônica, 58 — A vida é para ser vivida, aqui e agora.

Combinando direitinho todo mundo se diverte e ninguém se machuca.

Mudanças de rotas podem acontecer, mas o destino não.

Meu plano é continuar sendo feliz.

Tudo tem seu tempo.

Eu tenho meu tempo.

Me interessa conhecer pessoas, fazer amizades e talvez relacionamentos,

tudo em seu tempo.

Quem sabe um café?"

Segundo a opinião dele, todas as outras são interesseiras, só falam de programas caros, coisas caras, são mentirosas e colocam fotos retocadas, para me elogiar ele precisa desqualificar todas as outras? Eu não sou boa, as outras são muito piores, foi isso que eu entendi.

Por fim, confessou que tem uma namorada, que está viajando, além do namoro estar difícil, ela é muito exigente. Para não ficar sozinho por uma noite ele precisa entrar no aplicativo de paquera?

Tudo bem, ele está só conversando, mas é um tipo de traição, afinal ele tem uma namorada, não tem? Por que ele precisa falar com outra pessoa no aplicativo?

Ai, Mané, como esses caras são complicados, despreparados e imaturos.

NOTA MENTAL

Para encontrar namorado

Além de saudável, financeiramente viável,

Psicologicamente equilibrado

Desimpedido, disponível para relacionamentos, sem histórias complicadas assombrando o presente e o futuro. Além de detalhes de altíssima importância: não ronque, dirija bem, conserte chuveiro, troque lâmpadas, não tenha medo de abelhas e vá buscar as encomendadas na portaria sem reclamar.

* Nome: Não pode se chamar Mané, como você, afinal seria uma afronta.

Nelson, como o meu pai e meu irmão, Freud, com certeza tem uma explicação para o fenômeno, tem, Mané, mas eu não vou explicar, deu preguiça.

Danilo como nosso filho.

Carlos, nome do outro irmão.

*distância - esse é um critério relevante? Quantos km estou disposta a rodar para encontrar um crush? - Pergunta que merece uma reflexão.

Essa lista não para de crescer.

17

Eduardo e Mônica trocaram telefone.

Depois decidiram se encontrar

No dia marcado, umas duas horas antes do horário combinado, recebi um: "trimmm" pelo aplicativo de mensagens — ele queria saber se o encontro estava em pé.

Estava, ele não tem ideia de quanto estou investindo nesse projeto!

Chegamos ao restaurante juntos, PJ, 65, de chapéu Panamá, óculos fundo de garrafa, com uma bolsa de couro um tanto surrada, estilo carteiro a tiracolo e uma sacola de papel pardo desceu de um táxi no exato momento em que eu estava chegando a pé, com minha bolsa, deixei meu carro no estacionamento de um supermercado próximo, não queria correr o risco de ter que sair correndo e ter que ficar na porta do restaurante esperando o carro.

Tenho certeza que o cara mentiu a idade, achei ele muito acabado, a expressão marcada demais. Não sei o nome dele, ele usa as iniciais nos aplicativos de mensagem, me disse que usa nomes inventados para reservas de restaurante e redes sociais, coisa louca, assumi então o nome da reserva, Eduardo, não me senti à vontade de chamá-lo de PJ, pois tive certeza que não é o apelido dele, não dava para falar: "Ô psit".

Lugar decadente, parece um mausoléu cheio de figuras decrépitas, me lembrou a repartição de *O sentido da vida*, do Monty Python, os velhos de casaca e cartola tentando ancorar o prédio com os cabos dos guarda-chuvas.

Ambiente exagerado. O restaurante funciona no térreo de um prédio de escritórios, ou um apart-hotel, daqueles de concreto e vidro de cima a baixo, comuns na década de 1970, ao passar pela pesada porta de madeira de lei esculpida, nos deparamos com um salão revestido de painéis de madeira escura encerada, com detalhes em bronze, balcão com tampo de mármore rosado e muito vidro bisotado.

Ele conhecia todos os garçons, perguntou pelo *chef*, que apareceu para recepcioná-lo.

Eduardo – muitos anos a mais que os 65 declarados –, depois de acomodar a bolsa de couro e o chapéu Panamá numa cadeira ao seu lado, puxou o guardanapo que repousava sobre o prato, desdobrou e colocou sobre o colo, ajeitou os talheres que já estavam arrumados na mesa bem posta.

Fez um sinal com a cabeça para chamar o garçom, fez os pedidos na maior desenvoltura, disse que pediu o melhor prato da casa, arroz de pato e polenta com champignon, estava no ambiente dele. O vinho ele trouxe de casa, na sacolinha de papel pardo, italiano, achei chique.

Enquanto degustávamos as entradas, um antepasto rústico demais para aquele cenário, uma caponata de berinjela, sardela e pão italiano, decidiu demonstrar seu conhecimento sobre o lugar, me contou com riqueza de detalhes, apontou para o revestimento de madeira de lei, explicou que veio junto com a decoração do bar do Jockey Club do Rio de Janeiro que seria demolido, alguém arrematou todo o material e instalou aqui em São Paulo.

A decadência se sobrepunha à pretensa pompa, aquela tentativa de manter o glamour do século passado, mas sem a atualização necessária? Mané, você me entende? O lugar é um cenário criado por alguém que não viveu aquilo que está tentando reproduzir, uma fantasia, assim como Eduardo, vivendo uma fantasia.

Talvez a escolha de dois pratos de puro carboidrato não tenha sido a melhor pedida, ainda mais num dia abafado, tenha prejudicado minha experiência, é assim que está na moda falar, não é? Tudo pela experiência!

Eu teria pedido outras coisas se ele tivesse me oferecido o cardápio, que eu havia estudado com antecedência, não queria parecer indecisa, eu tinha meu pedido na ponta da língua.

O vinho: Do salto da bota. Delícia, tenho que confessar, um senhor vinho.

Os pratos: ultrapassados, a comida: pesada, o cozimento: quase esturricado, avaliação geral: sem frescor, sem surpresa. A cara de Eduardo, ultrapassado, sem frescor, sem surpresa.

Tudo tem que evoluir, mas Eduardo continua com a cara dos caras do tempo dos alphonsinhos, ultrapassados, assim como essa culinária que parou no tempo. Antigamente era comum cozinhar tudo por muitas horas, mas evoluímos e já sabemos que o tempo de cozimento não garante mais sabor.

Nem minha avó cozinhava assim, acho que só o molho de tomate precisava de mais de cinco horas na panela, para secar toda a água e apurar, ela fazia molho para um batalhão.

Hoje, evoluímos e em menos de uma hora é possível fazer um molho sensacional, depois de lavar e cortar os tomates, coloque numa assadeira com alho, pimentão e temperos, quando estiver desmanchando, bata no liquidificador, se preferir passe numa peneira. Ah! Para tirar a acidez uma pitada de fermento é o suficiente, nada de adoçar o molho para disfarçar a acidez. Quando esse caderno deixou de ser para minhas receitas e passou a ser um diário?

Eduardo é do tipo que ainda deixa o molho no fogo por horas a fio e ainda se vangloria disso.

Se tivesse pedido o carpaccio e a salada, que eu tinha escolhido em casa, quando pesquisei o restaurante na internet, teria saído de lá mais satisfeita e menos pesada.

Assim que terminou, Eduardo só faltou lamber os beiços e revirar os olhos de satisfação, quando o garçom perguntou se queríamos sobremesa ele, sem nem olhar para mim, com cara de fastio, respondeu que não, depois, quando lembrou da minha existência, me perguntou se eu queria alguma coisa, eu teria pedido um tiramisú, uma pannacotta ou uma pera ao zabaione, mas eu entendi as entrelinhas, nada de sobremesa, só café.

Eu sei, Mané, que você não está interessado nessa minha veia crítica de restaurante, você quer saber do crush, não é mesmo?

Doenças graves? Não. Corado e robusto, sinal de saúde.

Desorganizações financeiras? Não. Enquanto bebericava o vinho, isso bebericava, tomava o vinho em doses homeopáticas, a conta-gotas, com cara de charge do Péricles Maranhão, segredou que usa os cartões de crédito com o nome do filho, por motivos de segurança, como ele é o titular e viaja muito para o exterior, para evitar cancelamentos ele não usa o cartão com o próprio nome, entre outros detalhes desnecessários, eu já tinha entendido que dinheiro, ali, não é problema.

Comemos e falamos da comida, tentei puxar conversa, mas não rolou nada demais, ele gosta de conversa *freestyle*, você sabe como é, Mané? O cara fala coisas aleatórias sem um encadeamento racional, ele fala e não escuta a resposta. Não tem interesse nelas.

A arte de seguir em frente

Fala com o olhar perdido, não olha nem na minha direção, mesmo assim fiquei sabendo que, além de casas em vários lugares do mundo, tem muitos funcionários e as operadoras de saúde são loucas para atendê-lo. Além de outros detalhes que eu não precisava saber, afinal a gente saiu para se divertir, não preparar o inventário de ninguém.

Estou lá interessada em saber como ele costuma trazer dólares do exterior sem declarar e charutos em quantidade, arte em rolos como se fossem plantas arquitetônicas, que ele conhece o pessoal da alfândega? Como ele vencia licitações públicas? Mané, precisa disso? Ele queria se exibir, você não acha? Coisa de gente sem classe, que acha que ostentar é bacana, para esse aí, falta verniz.

Depois do almoço, com uma sensação de peso no estômago provocada pela polenta misturada ao arroz, fomos a pé a lugar perto do restaurante, uma tabacaria, um cigarro, um lugar onde se pode beber e fumar ao mesmo tempo. Me disse que tinha trazido seus charutos, mas, chegando lá, precisou escolher um do cardápio da casa, havia esquecido seus charutos em casa.

Junto com o charuto pediu um licor. Eu podia ter escolhido uma dose de alguma bebida, prefere café, melhor não abusar.

Escolheu grosso, cortou a ponta, demorou até que conseguisse acender o charuto, chupava a fumaça e soltava depois suspendendo o pescoço, atacava a taça de licor virando de uma vez o conteúdo de um vermelho denso, fazendo uma pose que eu não consegui definir, sem nenhum charme. Eu não gosto do cheiro da fumaça de charuto, me embrulha o estômago.

Quando terminou o primeiro, ainda fumou outro mais fino e longo, fez questão de explicar que a grossura e comprimento fazem diferença, por isso devem ser fumados numa determinada ordem, ainda explicou, tim-tim por tim-tim, os macetes para comprar charutos de qualidade a preços módicos nas melhores tabacarias de Paris e Istambul, não entendi essa parte, mas fiz cara de entendida para evitar explanações entediantes.

Entre uma tragada e outra, virava doses do tal licor.

Resultado, virou vários cálices de licor, sob o efeito do elevado teor alcóolico, mais alegrinho ficou mais falante. Só que no meio da conversa, ele para de falar e depois de um silêncio constrangedor, olhando para o infinito, ele revela: não lembro se já falei isso.

Gagá, Mané, o cara está pra lá de Bagdá!

De repente pediu a conta, questionou a garçonete, achou o valor alto, ela explicou que ele havia consumido doze doses de licor, doze doses! Tem noção, Mané, do teor alcóolico do cara? Pagou com o cartão do filho.

Se atrapalhou com a bolsa, achou que tinha perdido o celular, quase esqueceu o chapéu Panamá, trançando as pernas, cambaleante, deu tchau de longe, entrou num táxi que subiu a rua em direção à avenida Paulista e sumiu.

Fiquei com cara de bunda, incrédula, mas, ao chegar em casa, mandei uma mensagem agradecendo.

No outro dia recebi uma mensagem simpática, até parecia de outra pessoa, dizendo que tinha um plano, outro almoço e duas exposições, eu fui, se me convidou, significa que pelo menos simpatizou comigo.

Deixei de ir à minha ginástica para despencar até onde ele estava, do outro lado da cidade no dia do meu rodízio, deixei o carro em casa e peguei um táxi. A Martinha caçoa de mim, diz que eu sou uma dinossaura, a única pessoa nessa cidade que ainda anda de táxi, não sou a única, Eduardo também toma táxis.

Eu ainda estava no meio do caminho, quase meia hora antes do horário marcado, ele mandou mensagem perguntando se eu ia demorar. Demorar? Estava dentro do horário, chegaria um pouco antes do combinado, mas milagre eu não faço, eu fico injuriada com esse tipo de pergunta, eu sigo o planejamento, sou pontual, não gosto de cobranças, principalmente num encontro, aliás nem sei se é de fato um encontro, em nossas conversas ele não fez nenhum tipo comentário que me levasse a crer que estava sendo paquerada. Nem chega muito perto de mim, parece que tem nojinho.

Cheguei ao restaurante, uns vinte minutos depois da última troca de mensagens, um lugar bem cotado, tem cara de bistrô francês, mas tem um em cada shopping, todos iguais, com as mesmas vitrines imitando janelas pintadas de vermelho, as lousas na parede, com os mesmos dizeres, as mesmas cadeiras, as mesmas luminárias, os mosaicos no piso e quadros pendurados, até os toldos vermelhas, como se estivessem na calçada de Montmartre ou seja, só um cenário, pois não dá para ser bistrô em larga escala, não dá para ser Bistrô e Fast Food ao mesmo tempo. Apesar do cardápio ser variado, tudo deve ser feito numa cozinha central e distribuído para as unidades espalhadas pela cidade.

Mané, eu sei que eu sou chata, não precisa me dizer, eu sou mãe da palestrinha, que explica tudo mais do que o necessário, você ficava doido com as explicações dela, lembra? Você dizia que não precisava de nenhuma aula! Ela aprendeu comigo, levo tudo ao pé da letra. Bistrô é um estabelecimento pequeno e aconchegante, um negócio familiar, esse tipo de negócio começou em Paris, quando mães de família decidiram começar a servir comida em suas próprias casas para aumentar a renda familiar.

Encontrei o cara numa mesa no terraço, numa mesa apertada entre o corredor e a grade que dava para o jardim, ele sentado a bolsa tiracolo de couro surrado e o chapéu Panamá, acomodados na cadeira ao lado e uma terceira vazia a minha espera, o garçom estava tirando um prato da frente dele, eram os restos de um ossobuco que ele pediu de entrada. Apesar de parecer satisfeito, decidiu me acompanhar pedindo o mesmo que eu, um prato do dia, que vi escrito numa lousa na parede, salada e uma torta de palmito. Prefiro as escolhas seguras, não arriscar, não tem como errar uma torta de palmito, a minha é melhor, só para constar.

A comida não demorou a chegar, afinal a ideia é a rotatividade, o tempo de ocupação das mesas deve ser de trinta minutos pela rapidez que são servidas, como era de se esperar ele quase não encostou na pobre torta com tão pouco recheio, mas conseguiu derrubar vinho na camisa, enfiou a ponta do guardanapo num copo de água, demorou um tempão limpando, esfregou a mancha com diligência até que sumisse, pensei: gagá e babão, estou bem servida. Claro que deixou tudo no prato e ficou esperando eu terminar.

Achei constrangedor. Eu que, birrenta, comi devagar, mastiguei pedacinho por pedacinho, apoiando os talheres a cada garfada. Puxei conversa, aí ele me disse que a entrada na exposição era com hora marcada, acho que era para me apressar.

Na porta do shopping, a mancha na camisa pediu que um funcionário chamasse um táxi, embarcamos até o primeiro destino, o centro cultural de um grande banco, no centro histórico da cidade.

O prédio, inspirado na arquitetura *art déco*, que já foi o mais alto da cidade, na década de 1940 foi considerado o maior edifício construído em concreto armado do mundo, foi construído para abrigar a sede do Banco do Estado, que estava em plena expansão, no centro histórico da cidade, mais tarde o banco foi vendido e o prédio transformado em centro cultural mantido pelo novo dono, um banco espanhol que veio para o Brasil na década de 1990.

Isso tudo eu expliquei para ele, afinal ele não é de São Paulo, os meus anos de professora primária serviram para que eu ficasse versada em assuntos variados, eu sou a palestra-mãe, assumo.

Eu e o Edifício Altino Arantes somos velhos conhecidos! Levava meus alunos para visitar o prédio quando estudávamos a fundação da cidade, do terraço do trigésimo sexto andar observávamos o centro da cidade, naquele tempo ainda não era envidraçado, ventava horrores, subíamos por uma escada em caracol, eu ficava encostada na parede, paralisada, falando para as crianças: "ali está a igreja de São Bento, do outro lado a igreja de São Francisco e para completar o triângulo o Pateo do Colégio" – terceira série é cultura!

Mané, eu sei que você está rindo de mim! Claro que está! Até eu estou!

Tenho certeza que você lembrou que eu sempre tive medo de altura, na nossa viagem de núpcias você ameaçou cancelar o casamento várias vezes. Quando chegamos no alto do Corcovado e eu não olhei para o Cristo, nem cheguei muito perto do guarda-corpo, por aflição, no Morro da Penha eu subi aquela maldita escada de joelho e não era promessa, era medo mesmo, quando estava subindo, não via o fim da escada, parecia que ela acabava num abismo, ainda tive que enfrentar aquele convento com cheiro de vela e flor velha, a paisagem era linda, mas me causou pânico. Até meus alunos sabiam dessa minha dificuldade, a terceira série só visitava lugares altos, o Pico do Jaraguá, o Morro de Santa Thereza e seu bonde funicular em Santos e o Ed. Altino Arantes. Mas mesmo com medo eu ia com meus alunos a todos esses lugares.

Divagações à parte, agora a mancha era apenas uma marca amassada no meio da barriga do Alphonsus, ops Eduardo, percorremos os trinta e tantos andares do prédio numa velocidade recorde, numa corrida desenfreada, subimos de elevador, o que não foi fácil, já que eu não podia apertar o braço dele como eu fazia com você. Ele mal olhava para mim. Lembra, Mané, no dia do nosso noivado? Fomos ao Terraço Itália, eram as bodas de prata dos meus pais, entramos no elevador e eu apertei sua mão, você se riu da minha cara, quando tivemos que trocar de elevador para aquele menorzinho eu apertei seu braço, parece que meu sangue fica no térreo, eu sinto medo, lá em cima, no terraço, você queria que eu me aproximasse para ver a vista, para piorar, ainda tem aquelas vidraças até o chão, nada colabora com uma acrofóbica! Se eu estivesse contando essa história para o Danilo, nessa hora ele me diria: "O que é isso, mãe? A palavra do dia? É para procurar no dicionário ou você vai contar para a gente?".

Descemos de escada, aquelas escadas de prédio antigo, com degraus em forma de triângulo que terminam em ângulos agudos, correndo pelas mostras, ele segurando junto ao corpo a bolsa carteiro com a mesma mão

A arte de seguir em frente

que segurava o chapéu Panamá, porque com a outra ele precisava se apoiar no corrimão, para não cair, para piorar, os óculos iam escorregando pelo nariz, quase caíram várias vezes, fiquei para trás várias vezes, pois eu queria apreciar cada uma das obras, quem poderia imaginar, a rapidez de um homem tão debilitado, meio cambaleante, com alguma dificuldade de locomoção, joelho fraco, quadril desconjuntado, com umas corridinhas era fácil alcançá-lo.

Finalmente chegamos ao térreo. Saindo pela Rua João Brícola em direção à Rua Álvares Penteado, pela Rua XV de Novembro, logo ali, em pouco mais de duzentos metros, ele parecia apavorado, parece que nunca andou pelo centro da cidade, só faltou se esconder atrás de mim, concordo que é um tanto claustrofóbico, uma ruazinha estreita ladeada por edifícios altos, paredes de granito escuro, ali o sol não bate, mesmo assim, falta-lhe a atitude necessária para enfrentar o calçadão irregular de pedra portuguesa do centro de São Paulo, chegamos ao segundo destino, onde por muitos anos funcionou a primeira agência do Banco do Brasil em São Paulo.

Na segunda exposição eu desisti de correr atrás do manquitola babão, resolvi aproveitar, devia ter deixado ele ir embora de uma vez. Era a mostra de um artista consagrado e eu fui no meu ritmo, devagar, devagarinho.

Quando paramos para tomar uma água tive que ouvir que ele frequentou muito leilão, então ele é rápido para olhar arte. Desperdício, arte é feita para ser contemplada!

Ao terminar a visita descobrimos que tem uma van que leva os visitantes até a Praça da República, teria sugerido ir a pé, mas imaginei as dificuldades que enfrentaríamos se seguíssemos a pé pela Rua da Quitanda, com seu calçamento irregular, na Praça do Patriarca, até alcançar o Viaduto do Chá e Praça Ramos, um trajeto que poderia ser percorrido em dez minutos, mas era fim de tarde, hora do rush, achei melhor aceitar a van, ficamos esperando a tal van por quase meia hora, poderia ter me demorado um pouco mais apreciando as obras do Morandi.

Descemos até a estação pela escada rolante, ele não conhece o conceito de deixar a esquerda livre, precisei subir um degrau e puxar ele para dar passagem para quem não estaciona no meio da escada, acordos do metrô de São Paulo.

Dentro do vagão, rumo aos Jardins, ele achou o nosso melhor que o metrô de Cingapura, não entendi se era um elogio ao metrô, que é um espetáculo mesmo, ou um comentário desnecessário sobre seu conhecimento do mundo, preferi não dar importância.

Já na Avenida Rebouças, na saída do Metrô, ele propôs tomarmos um drink, perguntou se eu conhecia algum lugar por ali, conhecia, o bar que fui com as amigas do maternal ficava naquela rua, logo ali, se fosse com outra pessoa poderia ser incrível, mas eu detestei ter a sensação de não ser olhada, me senti a própria filha de vidraceiro, parecia que ele olhava através de mim.

Eu estava sentada num sofá encostado na parede, algumas vezes tive vontade de olhar para trás para ver o que é que era tão interessante.

Eu nem consegui terminar meu gim tônica, de repente ele disse que tinha que ir embora, se eu quisesse poderia levar o drink, Xesus! Mané, você tem noção da falta de noção desse cara? Você já viu alguém saindo de um bar badalado na Oscar Freire com um copo de gim tônica na mão?

No outro dia ele convidou de novo, outro almoço e outra exposição em outro centro cultural, mas aí eu não aceitei, tudo tem limite, acho que o cara quer companhia e não sabe cultivar amizades.

Mané, minha lista de critérios, ela só aumenta, parece que a gente vai ficando cada vez mais exigente!

Quando eu conto ninguém acredita!

Precisei abrir o Crusher e mostrar a foto desse organizado, tanto para as meninas da ginástica quanto para o pessoal do maternal, opiniões foram bastante variadas, tenho amigas muito debochadas. Algumas são interesseiras de marca! Elas analisaram a bio dele a fundo.

"PJ -65 anos

Gostaria de conhecer pessoas interessantes, cultas e bem-humoradas.

Pode ser o início de uma bela amizade.

Sou divorciado.

Idiomas: BR, EN, FR, IT, ES, DE

Nota: Costumo viajar frequentemente e, muitas vezes, demoro bastante para responder.

Por favor me desculpem.

Capricórnio, ISTP, Onívoro, Gosto de pets, Mestrado completo"

Eu tenho certeza que ele fica todo empavonado quando está comigo, mais interessante, culta e bem-humorada como eu, não existe. Poderíamos ter nos tornado bons amigos, mas ele precisava fazer um esforcinho, não precisa falar um monte de línguas, só precisa conversar em português.

"Mônica, 58 anos

Gostaria de conhecer pessoas interessantes, extrovertidas, curiosas e sensíveis

Sou maravilhosa e adorável, linda e animada, aventureira e destemida, comigo, qualquer um se passa por um cara interessante.

Sou versada em literatura, cinema, teatro e artes em geral, converso bem sobre qualquer assunto e conheço as regras da etiqueta social.".

Lívia falou que essa sigla ISTP é um dos dezesseis tipos de personalidade de um teste de personalidade identificadas pelo comportamento, chamado Myers-Briggs Type. Segundo ela, o tipo introvertido, acanhado, ensimesmado, um chato de galochas.

Ela me mandou um endereço com o tal teste, minha sigla é ENFP-T, sou uma pessoa extrovertida, intuitiva, sentimento sobrepõe a razão, explorador de possibilidades, mas cauteloso, ativista. Parece que sou eu, quase um retrato.

O cara não chega a ser grosso, não passa na frente, mas com certeza não é cavalheiro, é cheio de salamaleque, mas não no quesito cortesia, entende, Mané? Ele sabe usar o guardanapo e os talheres, mas não é do tipo que abre a porta e anda do lado da rua, não se posicionando entre a rua e a mulher.

Costume antigo, diz a lenda que, no início da história de Roma, os primeiros romanos procuravam mulheres com quem se casar e formar famílias, parece que não era uma tarefa fácil, então foram negociar com os sabinos, um povo que habitava a região, como a negociação não rendeu bons resultados, os romanos, então, propuseram um festival, o combinado entre os romanos era que, quando todos estivessem chegado, seria dado um sinal e eles capturariam as mulheres e combateriam os homens.

Depois disso, a tradição diz que o homem precisa defender a mulher andando entre a rua e ela. Aprendi com meu pai, ele sempre contou essa história, quando te conheci, Mané, logo percebi que você nunca me deixava andar para o lado da rua. É um costume machista, antiquado, mas inofensivo, não consigo deixar de notar, esse é o tal do verniz que eu falei.

Aqui, se eu fosse desenho animado, teria espantado todos os passarinhos e estrelinhas que giravam em torno da minha cabeça e sairia correndo, minhas pernas se transformariam em rodas em altíssima velocidade, uma nuvem de poeira levantaria dos meus pés.

Não vale o rímel e o batom que eu gasto para me emperiquitar.

Voltando à vaca fria...

Resultado, mais um encontro, a lista de critérios foi atualizada com sucesso,

\# NOTA MENTAL\#

Encontre um namorado:

1- saudável, organizado e maduro.

2 - O cara tem que ser galante, atencioso e divertido (não precisa abrir a porta do carro, mas do elevador precisa).

A voz da consciência diz: "Falar com as paredes a gente fala sozinha, não precisa de companhia e não gasta batom".

Canja de galinha

Em um panela refogue alho, cebola e alho-poró, acrescente o frango e deixe dourar, junte tomate picado até que desmanchem, retire o frango e desfie, acrescente cenoura em cubinhos, devolva o frango para a panela, complete com água e espere que ferva, acrescente arroz e espere que ele cozinhe.

Acerte o sal e polvilhe cheiro verde picadinho.

Sirva quente.

Precaução e canja de galinha não fazem mal a ninguém.

18

Imaterialidade dialética da fantasia romântica na maturidade no novo milênio (contém ironia)

Mais uma carta fora do baralho, essa não quero nem mais notícia.

Voltamos para o Crusher, sento na poltrona, ligo a televisão, paisagem medieval ou fundo de mar, pego uma taça de vinho, dependendo do dia escolho sorvete, e avalio cada possibilidade sem pressa. Passei a ler as apresentações com mais atenção aos detalhes, pequenas dicas que ficam implícitas no texto que os caras colocam, inaugurei um novo uso para análise do discurso, onde é possível ter noção da ideologia do autor, além de uma atenção especial à ortografia, concordância, Gabriel, 57- Luciano, 64 - André 56 - Jonas, 55, é muito estrupício junto.

Arrisquei um, uma apresentação nada de relevante:

"Fonseca, 61 — Divorciado, tenho um bom nível sociocultural e me considero gentil, educado, fisicamente bem.". Nada que desabonasse o fulano, apesar de parecer um ser lacônico, soltou uma pérola da empatia em menos de cinco minutos de conversa, me disse, Mané, que não queria namorar viúvas, pois, segundo sua teoria, elas sempre vão comparar o atual namorado ao marido morto e ninguém nunca vai superar um marido morto, pois ao morrer o marido vira santo. Eu achei tão indelicado e desnecessário. Realmente os caras são desprovidos de noção. Sabe quando a gente está jogando buraco e tira uma carta do monte que não serve para nada e fica com ela na mão?

Dá umas batidinhas com ela na mesa, pensando: "que porcaria de carta!" e descarta? Esse é o caso, mas não poderia deixar de registrar a observação.

Segundo essa teoria, eu só deveria procurar viúvos, com falecidas mulheres elevadas à santidade? Assim, os dois teriam que comparar o atual par.

Leonardo, 57 - Aquiles, 59 - Mauro, 60 - Safra péssima, um mais horroroso que o outro, Hamilton, 71 - Teo, 67 - só esquisitos, eu deveria ter colocado na minha apresentação que só converso com sósias do George Clooney que é o homem mais bonito do mundo, e envelheceu bem, além de ser um cara gentil, apaixonado pela mulher, mãe de todos os seus filhos. Não achei saudável dizer que estava procurando sósias do Bruce Willis, seria afronta, né, Mané? Ele é o seu sósia oficial, você não achava, mas nos últimos tempos chegou a se reconhecer. Mas ele não envelheceu bem, virou um republicano retrógrado.

É difícil manter a atenção aos textos de apresentação:

"Sérgio, 61 — Aprecio e busco cias inteligentes, divertidas e que sabem o que querem, respeitando o espaço de cada um (físico e mental). Adoro boa música, filmes, séries, leitura, cozinhar..." — *"Mônica, 58, de saco cheio dessa papagaiada"* — esse está procurando um monge tibetano que já alcançou a iluminação, só faltou explicar o que é boa música, séries, leitura, cozinhar? ele gosta de cozinhar ou quer alguém que goste? Difícil.

"Décio, 63 — Casado, gentil, carinhoso, procurando uma mulher que goste das temáticas do 50 Tons de Cinza, dos livros de Bataille, Sancher-Masoch, Verlaine...Vamos tomar um café?" — *"Mônica, 58 — para práticas sexuais prefere o kama sutra a práticas pseudopornôs ou sadomasoquismo-nutella. Ou você é um existencialista ou um romântico.*

Cada uma, o cara é casado, quer pular a cerca e entrar na pós-graduação?

"Chicão, 58 — Tenho 1,79m e 75k. Sou empresário, já criei dois belos filhos, hoje moro só com meus gatos..." — *"Mônica, 58 — prefere não opinar"* — Um tipo que não tem nada para dizer sobre si.

"Jr, 49 — Não vale beleza sem espiritualidade e conteúdo... A materialidade já não nos pertence... Amizades são bem-vindas!" — *"Mônica, 58 — usa pontos finais"* Coitado, esse está com falta de ar! Por que está ofegante assim? Não gosto de quem abusa de reticências.

Percebe, Mané, como procurar alguém é complicado? Se fala pouco deixa dúvidas, se fala muito acaba com a magia.

A arte de seguir em frente

De repente apareceu uma foto meio borrada, quis acreditar ser passável, nem li a descrição, era alguma coisa que envolvia gentileza, companheirismo, as mesmas lengalengas de sempre, o que me chamou a atenção foi a profissão: *Euclides, 61 - Professor universitário.*

Dedinho prá lá. Euclides, 61 — respondeu.

Trimmmmmm! (Acho que o trimmm é tudo que sobrou do organizado.)

Mané, é como se soasse uma campainha na minha cabeça, eu reajo como se eu fosse um camundongo dos experimentos de comportamento condicionado de Pavlov e de Skinner, os estudiosos que descreveram a memória associativa — toca a campainha, o ratinho sente fome sai correndo em busca do alimento, enfrentando labirintos complicados — no meu caso, toca o sininho do aplicativo eu já me animo, fico achando que tirei a sorte grande, quero logo resolver a parada, vamos nós para mais um *round*.

Esse era um paquera do tipo CDF, se fosse usar os critérios da minha adolescência, ele se enquadraria perfeitamente, um tipo que estudava mais que precisava, sofria por notas e aprovação dos adultos e sempre preferia os livros à diversão, os certinhos, obedientes, que nunca se desviam do caminho, chatos mesmo.

Nunca curti CDF, tive algumas experiências frustrantes, namoros entediantes com esse tipo de rapaz. Você sabe muito bem, Mané, sempre preferi os rebeldes, aqueles que faziam questão de subverter a ordem, por isso me casei com você, você sempre subverteu a ordem, mas tinha cara de certinho e tirava proveito disso. Você usava o cabelo aparado, roupa careta, mas longe dos olhares inquisidores, você era livre, pouco ligava para a opinião dos outros. Depois você mudou um pouco, mas nunca deixou de ser um espírito livre e curioso.

Em algum momento da conversa tenho certeza que comentei com Euclides, 61 — que gostava de ler, imediatamente ele mandou um monte de *PDFs de livros bem difíceis pelo aplicativo de mensagens. Coisa mais sem noção, de quem não conhece a arte da sedução, acho que para me impressionar, mas causou um efeito de água na fervura.

Fico pensando se eu dissesse que gosto de figurinhas do aplicativo de mensagens, ele ia me mandar todas as figurinhas de uma vez ou ia usar nas nossas conversas quando a figurinha fizesse sentido? Entende, Mané? Não é porque eu gosto de ler que o cara vai jogar a biblioteca de Alexandria na minha cabeça! Eu sei, Mané, que a biblioteca de Alexandria, segundo a lenda, virou cinzas num incêndio ainda na Antiguidade, os estudiosos acreditam que ela foi decaindo por conta das perseguições a intelectuais durante o reinado de Ptolomeu III Evérgeta. Ops, me distraí!

Eu comecei a ler um, afinal eu leio tudo que cai nas minhas mãos, mas como não estou fazendo uso da minha inteligência, estou beirando a dislexia, praticamente um déficit de atenção, porque não dá para jogar charme por aí e ler livro difícil!

Talvez seja árido, isso, livro árido. O autor preferido de Euclides, 61 — é aclamado em todo o mundo como um dos melhores escritores do século XX pela perfeição de sua linguagem, a erudição de seus conhecimentos, o realismo fantástico de suas ficções, a universalidade de suas ideias e a beleza de sua poesia, trata do caos que governa o mundo e o caráter de irrealidade em toda a literatura, tanto quanto meu autor preferido, esse também laureado, no entanto, não usa adjetivos, por isso árido.

Mané, uma vez Saramago disse numa palestra que esse autor é "um gênio" e "um fisioterapeuta", na medida em que ler sua obra põe em funcionamento tudo o que existe no corpo humano, "o que dá boa saúde". Não tenho provas, mas acredito que essa frase é o ponto-chave da minha suspeita: "os poetas, como os cegos, podem ver no escuro". Apesar de eu achar maravilhoso, estou incapacitada de desenvolver um argumento, muito menos precisando entregar um trabalho acadêmico, discutindo a filosofia da literatura, vou deixar por isso mesmo.

A conversa se mantinha pelo aplicativo de mensagens, aquela lenga-lenga que não ia dar em nada, um chove-não-molha, como diriam os antigos, o cara não ia de ford nem saía de sinka, não me cantava, dizendo que eu sou linda e maravilhosa, nem me dava uma aula sobre o autor preferido dele, eu teria gostado, afinal esse é um fetiche, se apaixonar pelo professor erudito, que declama poesia no café da manhã, não ria, Mané, você cantava *"Come on, baby, light my fire, Come on, baby, light my fire, Try to set the night on fire, yeah"*, e eu gostava também. Acho que esse foi o trecho que você mais cantarolou na vida.

Ele me disse que queria escutar minha voz, é por isso que fico desconfortável, Mané, não achei simpático, ele queria dizer que corria o risco de ter a paquera suspensa caso não gostasse da minha voz? É o tipo de observação desnecessária, concordo que ele também poderia estar desconfortável, vai ver ele só quis ser gentil, afinal ele não deve ter muita experiência nessa área dos relacionamentos (mais uma conclusão baseada nos meus preconceitos e no fato dele ser graduado em duas faculdades cada uma localizada nos extremos dos espectro do conhecimento humano, a primeira concreta, palpável, exata, a outra abstrata, crítica, argumentativa, ou seja, com certeza um CDF, passou mais tempo com a bunda na cadeira e o nariz enfiado nos livros, que estabelecendo vínculos humanos).

Como estou aprendendo a perguntar o que quero saber, descobri que ele trabalha na melhor universidade do país, me disse o curso. Achei interessante, até me deu vontade de me inscrever como aluna ouvinte, me pareceu perfeito. Se encaixava perfeitamente no fetiche do professor intelectual. Por isso preciso de informações concretas. Para criar minhas fantasias.

Papo-vai-papo-vem, eu sentada naquele banco empoeirado, olhando as pessoas passarem sem pressa pelas alamedas da praça, a Treta descansando no meu colo, conversa meio sem objetivo e eu sem nenhuma paciência, característica fundante da minha personalidade, perguntei se ele topava um café, ele não esperava por isso. Talvez achasse que eu ia ficar esperando ele tomar iniciativas. Só podia no outro dia, tudo bem, podia ser no outro dia.

Mané, estou percebendo como alguns traços da minha personalidade são fortes e presentes, preciso aprender a lidar com essa urgência, definitivamente esperar é uma tortura para mim. Ah! Pronto, agora você vai me dizer que falou isso para mim a vida toda?

Era torturante quando eu tinha 21. Era de se esperar quase quarenta anos depois eu tivesse superado isso, mas pelo jeito não.

Quando a conversa acabou, olhei o site da Universidade para verificar a veracidade da informação, acho bom saber um pouco sobre o pretendente. E surpresa! Euclides, 61, é professor na Universidade, pelo menos o nome, a profissão e o empregador não foram inventados. Nem precisei fazer o PIX para confirmar. Encontrei as informações que eu precisava num site confiável. Ponto para Euclides, 61.

Estava guardando o celular na pochete, imagine, Mané, agora eu ando na rua de pochete, quem diria, não é mesmo? Eu a maior antipochete de que se tem notícia.

A Treta pulou do meu colo e começou a latir, tentei fazer ela parar e nada, ela puxava a coleira queria correr, ela estava agitadíssima, foi quando eu vi, vindo pela alameda da praça, um homem com uma vara na mão, conduzindo um porco, sim, um porco, Mané, não um leitãozinho, um porco que devia pesar uns duzentos quilos, se eu fosse a Treta também teria enlouquecido.

Conforme o porco se aproximava, ela veio se esconder atrás das minhas pernas.

O homem ia andando, o porco um pouco à frente, ele atrás dando uns toques no lombo do porco, um toque de um lado, um toque do outro. Fiquei imaginando quem é que pega um porco para criar em São Paulo.

Quando o homem estava passando por mim, puxei uma conversa, ele tinha pegado o porco quando ainda era um porquinho, na verdade é uma porca e tem nome, Bisteca. Bisteca é uma porca enorme, rosada, veste uma roupa da mulher maravilha, mora na maior cidade do hemisfério sul, é tranquila, plácida, age com tanta naturalidade que chego a acreditar que uma porca andando na praça é uma situação comum, ordinária. Bisteca fica no quintal da casa onde mora e o dono passeia com ela para que ela possa se movimentar, a vizinhança deve adorar a presença da suína.

Me sinto como a Treta se deparando com o desconhecido, entrar no aplicativo e conhecer pessoas, ainda me causa pânico, me cerco de todos os cuidados, verifico as identidades, escolho lugares públicos movimentados, aviso todo mundo, não é uma situação comum, ordinária, tenho medo, fico receosa, mas nem por isso desisto.

Euclides, 61 — mais uma promessa que eu prefiro acreditar a ficar remoendo minha dor e o imenso vazio que sinto, com o qual não sei lidar, com o qual nunca me preparei para lidar.

Tia Irina ficou viúva muito nova, as pessoas diziam para minha mãe que levaram um choque ao saber que meu tio, tão moço, havia morrido, eu não entendia como tantas pessoas podiam ter recebido descarga elétrica ao mesmo tempo, eu tinha cinco anos, meu pai estava andando a cavalo, era final de semana e estávamos na nossa casa de campo e eu vi quando ele recebeu a notícia, achei estranho as visitas darem meia-volta e irem embora depois de uma conversa tão rápida, eu também estava presente quando ele chamou minha avó e minha mãe para uma conversa no quarto, sem a tia Irina. Minha avó e minha mãe ficaram abaladas.

Depois, nos arrumamos, meu pai e tia Irina foram embora no carro da tia Irina, voltamos no carro do meu avô.

Eu não entendia o que estava acontecendo, sentia que alguma coisa muito séria estava acontecendo.

Só voltei a ver a tia Irina alguns dias depois, ela estava numa poltrona, vestia uma roupa cinza e estava apática.

A arte de seguir em frente

Um dia, eu ainda era criança, tia Irina comentou que o V formado pelos fios entre a linha do seu cabelo e a sua testa se chamava bico de viúva, imaginei que todas as pessoas que tinham essa formação estavam fadadas a ficarem viúvas, eu estava fadada a ficar viúva, afinal eu era portadora de um V entre a linha do cabelo e a testa. O meu era muito menor que o da tia Irina, por isso concluí que eu ficaria viúva bem velhinha, na minha concepção quanto maior o V mais nova a pessoa ficaria viúva.

Sempre soube disso, assim como sabia que eu teria três filhos e partos difíceis, essa parte foi a vovó que me disse, pois, além de cartomante, ela era também quiromante, lia as linhas das mãos, as minhas linhas diziam isso, não sei como, mas ela era muito sensível e errava pouco, além de dizer que, em certo momento, minha vida mudaria, ela não me disse que eu ficaria viúva, eu que fui juntando tudo e construindo crenças baseadas em suposições infantis e infundadas, que ficaram meio esquecidas até aquela manhã de inverno que acordei e não te vi na cama, Mané.

Essa era uma certeza que sempre tive na vida, que eu iria ficar viúva.

Agora estou lidando com isso, a certeza de ter ficado viúva e a falta que você me faz, passamos a vida no embate de quem achávamos que éramos, quem gostaríamos de ser e quem realmente éramos, enfrentamos muitas batalhas do ideal com o real, do que desejávamos e o que tínhamos. O que nos manteve juntos foi a confiança inabalável que tínhamos um no outro.

Pedi para a Martinha investigar com os amigos, alunos no tal curso, em cinco minutos ela descobriu que o cara era um professor legal, o amigo dela fez o curso dele, pelo menos não é um professor escroto, Mané, você sabe que esse é um critério importante para ela, gostei. Escroto: um cara narcisista, mau-caráter, egocêntrico, que destrata as pessoas que estão em posição inferior, essas coisas.

Eu não sei lidar com expectativas, eu sempre superdimensiono o que está por vir, o cara é professor da universidade mais importante do país, aí eu já faço meus cálculos, imagino meus fetiches, neste caso o professor que declama poesia no café da manhã, e tiro todas as conclusões baseadas nas coisas que eu invento, como dizem os jovens: fonte: vozes da minha cabeça, imagino conversas, situações, possibilidades, pum: formou!

Eu sei, eu sei, Mané, é melhor criar unicórnios que expectativas, mas o que eu posso fazer? Eu sou mesmo assim! E minha pulsação aumenta, fico agitada, invento mil fantasias, perco o sono!

Combinamos de nos encontrar numa livraria, a mais cultuada da cidade, num dos primeiros prédios modernistas multifuncionais, um marco arquitetônico, cheio de história, mas na última hora ele disse que havia passado na frente de uma confeitaria ali perto, estava tranquila, achei bom, na livraria teria que pagar estacionamento, a confeitaria tem estacionamento próprio gratuito.

19

A concretude da frustração epistemológica (mais ironia ainda)

Escolhi a melhor vaga, no estacionamento da confeitaria, no canto perto do muro, na sombra, talvez as únicas quatro vagas da rede de confeitarias sem um *valet* cobrando os olhos da cara pela hora de estacionamento.

A confeitaria fica numa esquina, entrei por uma escadinha lateral, nas mesas debaixo do toldo na varanda que dava para a rua vi um grupo de mulheres numa mesa e uma família em outra, num mar de mesas vazias.

Próximo ao balcão de sorvete, um espaço sem cobertura, numa mesa alta, no sol, um cara esquisito, alguém com quem eu não sairia, pensei: "não pode ser esse cara", ele está com uma camiseta de *dry-fit*, da loja de departamentos esportivos, daquela marca genérica que se usa para fazer exercícios, sem nenhum charme, uma calça de tactel, também genérica e um calçado híbrido, nem tênis nem sapato, uma coisa mais para calçado para o caminho de Santiago. Não, não é, não pode ser! Vi minha fantasia indo por água abaixo. Decepção à vista.

Ele olhou para mim, fiz que não vi, ainda bem que estava de óculos escuros, poderia ter sentado em uma daquelas mesas, mas disfarcei, incrédula, entrei.

Caso fosse ele, eu fingiria demência. Sou boa atriz, sei me fingir de desligada. Tem gente que acredita que sou desligada.

Mané, você me acusava de ser desligada, aliás de não me incomodar com o que era importante e dar atenção a detalhes, futilidades, tudo questão de ponto de vista, né? Eu sou observadora, quando interessa, imagine se vou ficar prestando atenção à data do boleto? Mas devo confessar, a necessidade opera milagres, agora eu pago os boletos na data certa, fiquei como você, um calendário ambulante.

Entrei e fui direto para o mezanino, escolhi a mesa mais ao fundo que encontrei, não queria correr o risco de ser vista com um esquisito em pleno Jardins, não deu dois minutos o telefone tocou, era ele, me perguntou se eu já tinha chegado — provavelmente era o cara que estava lá embaixo — "já estou indo aí" — ele anunciou — "estava te esperando aqui embaixo, perto do sorvete."

Então é o cara da camisa de exercício?

Mané, eu sei que eu deveria ter me levantado e ido embora, antes que ele chegasse, mas não tinha saída alternativa, eu sei, eu sei, devia ter ido e passado por ele como se eu não soubesse que era ele, mas eu fico sem graça! Com certeza, ele me pararia e diria: "Oi, você chegou!" Numa rápida tomada de decisão, mais uma vez preferi não sair correndo.

Trinta segundos depois, o cara se materializou na minha frente, qual não foi minha surpresa: além da camiseta *dry-fit*, quando ele ficou contra a luz, reparei na tintura da cor borgonha que cobria seus fios de cabelo.

Essa cor me lembra as amigas da minha mãe que insistem nesse ruivo escuro, quase vinho, que sobrecarrega a expressão de qualquer pessoa nascida no Brasil, faz um efeito horrível com peles novas e cruel com as maduras.

Eu parei de tingir os cabelos há anos, prefiro os grisalhos, carecas, enrugados, desde que seja natural, não acredito em Botox, preenchimento, peruca ou tintura, essas coisas que servem para disfarçar as imperfeições, certas coisas não tem como serem disfarçadas, quando tentamos camuflar uma imperfeição, o equilíbrio se perde, ao tingir o cabelo, a flacidez do pescoço fica mais evidente. Conheço pessoas da mesma idade que eu que não têm cabelo branco, meu pai morreu com setenta e nove anos e o cabelo dele era um castanho claro, eu sei que é possível, mas aquela cor do cabelo me afrontou.

Pensei numa estratégia refinada de dizer minha opinião, tive vontade de dizer que meu romance preferido era a história do revisor que acrescenta um não ao texto de outro autor mudando o teor da história, é chamado ao escritório e se apaixona pela editora-chefe, finalmente percebe o ridículo de manter os cabelos pretos e decide parar de tingi--los, mas achei que o cara entenderia a referência, afinal ele é professor dessas coisas de livros, disse apenas que meu autor predileto é um senhor português nascido em 1922, laureado em 1998. Ao sentar, pediu café para os dois, acho que não ofereceu mais nada para ter certeza que valeria a pena, no mesmo princípio do telefonema antes do encontro, "quero ouvir sua voz", logo veio pegando a minha mão, não que exista problema, mas vamos com calma, não é mesmo? Já que quem está na chuva é para se queimar, não tenho certeza se eu estava tão adorável como costumo ser. Na verdade eu estava desconfortável.

Eu já estava incomodada com a situação até que no meio da conversa ele me informou que havia ido andar no Ibirapuera e estava voltando de lá! Que era um programa que poderíamos fazer juntos.

Quer dizer que eu não mereço nem um banho para o primeiro encontro?

Isso não vale o rímel nos meus cílios e o batom nos meus lábios. E a gasolina do meu carro. Achei desaforo!

O cara não sustentou a conversa, não tinha muito que conversar, nada além de ter passado o ano dando aulas on-line, só, cara antiquado, chegou uma hora que decidiu que estava na hora de ir embora, um favor que me fez, pois eu não sei como finalizar qualquer tipo de encontro. Na hora que fomos até o caixa, pois nessa confeitaria os pagamentos são feitos no caixa, quase saí correndo, achei que ele ia querer rachar a conta.

Voltei para casa revoltada, que falta de faro!

Tomar café não tira pedaço, mas precisava de um pouco mais de sorte e menos pressa para não acabar com uma gastrite.

Mané, você pode imaginar minha frustração? É tragicômico, eu sei, eu também estou dando risadas, estou rindo de nervoso.

Claro que nunca vou encontrar outro como você, você é único, eu sei, de certas coisas não dá para abrir mão assim tão fácil.

NOTA MENTAL

Para encontrar um namorado:

Você vai precisar desenvolver algumas habilidades:

- observação - atenção às reações do pretendente. Fale de você e de seus sonhos, faça perguntas. Demonstre todas suas possibilidades, para ficar com você o cara tem que ser arrojado;
- imaginação - quais são as possibilidades de intimidade? Você beijaria o sujeito? Você transaria com ele? Se ficou na dúvida para essas perguntas, declinar é a única alternativa;
- limites - pegar a mão logo de cara não me agrada, eu não gosto, vai que alguém que me conhece passa e vê? Não que me interessa a opinião alheia, mas na minha opinião, tudo tem seu tempo;
- asseio, banho tomado e roupa limpa, nada menos que o básico.

Absurdo ter que listar um item tão básico! Quando eu digo que tem uns caras que não valem o rímel dos meus cílios e o batom dos meus lábios, há quem me chame de exagerada.

Isso não é exagero, são limites.

Ainda nem era fim da tarde, nem tinha trânsito, ao chegar em casa, depois de tirar os sapatos e lavar as mãos, acendi o forno, untei uma forma.

Na tigela bati dois ovos, juntei açúcar, fui batendo até ficar bem branquinho.

Um copo de suco de laranja, usei daquele pronto mesmo.

Duas xícaras de farinha de trigo, um pouquinho de fermento.

Despejei na forma e coloquei no forno.

Depois de pronto desenformei e cobri com uma mistura de suco e açúcar.

Fiz um chá para acompanhar.

Pus uma toalha de flores bordadas na mesa, coloquei o chá no bule de porcelana do mesmo jogo da xícara e do prato.

Enquanto o bolo assava chamei a Lívia para vir tomar chá comigo.

Desenformei o bolo na bailarina florida.

Tomamos o chá e comemos o bolo.

Precisava de um pouco de capricho para me sentir adorável de novo.

Minhas amigas são sempre a melhor companhia.

20

Fabulações sem engenhosidade

Cada vez que eu volto de um encontro frustrado, abro essa porcaria de aplicativo com raiva, Raimundo,71 - Joel, 59 - Adriano, 66 - eu sei, todos os caras são mentirosos, trapaceiros, farsantes de marca e só estão atrás de uma trepada grátis, Sinval, 59 - Manoel, 67 - Eder da Melsa Sousa, 56 - eles não falam isso, dizem estar em busca de amizade sincera e possível relacionamento sério.

O que me fez lembrar do Winston quando vai à casa das moças comportadas, para ter a ilusão que está conquistando alguém. Mané, o Winston você sabe quem é, né? Aquele que mora na Mansão Vitória e guardava escondido embaixo do colchão um diário que levou para casa escondido numa pasta? Você não era muito das leituras, mas esse todo mundo leu, você leu.

Eles, os caras de hoje em dia, entram no aplicativo, Ronaldo, 67 - Reinaldo, 59 - Rogério, 71 - dizem que estão procurando pessoas interessantes, mentira! Roberto, 65 - Reginaldo, 59 - Ramiro, 76 - O que eles querem é ter a ilusão de que são desejáveis, potentes e glamourosos, Alberto, 69 - Gilmar, 67 - nenhum deles é tudo isso, nunca foram, posso apostar.

Mané, você diria que eu estou perdendo tempo, que não devo confiar em ninguém que aparece no aplicativo, tenho certeza, mas eu sou turrona, vou até o fim.

Enquanto me debulhava em lamúrias para a Lívia, entre um bocado de bolo e um gole de chá, fui passando os olhos nas fotos que o aplicativo me apresentava.

"Jorge, 63 — 1,80m 86k.

Agradável, simpático, bom papo, disposto a um relacionamento maduro e duradouro, procurando a parceira certa.

Gosto de esporte, vida saudável, não fumante.

Fumante, sedentária - x

Vive o presente no passado - x

Fotos de paisagem, mãos, pés, desfocadas, olhos chorando etc. -x

Peso compatível com altura - v

Situação financeira equilibrada - v

Fotos recentes - v

Viagens internacionais - v

Intensa, amiga, parceira, carinhosa - v

Não sou provedor."

"Mônica, 58 - detesta homem fraco, metido a última bolacha do pacote, não acredita em uma só palavra desse tipo. Esses caras cheios de exigências, como se pudessem dar as cartas. Não querer se relacionar com fumantes é justo, mas não oferecem nada em troca, só exigência, corpos magros, rostos lindos, sem impedimentos, sem história, além de atenciosas, sexualmente dispostas e ricas, eles não querem pagar a conta!".

Luiz, 66 - nada, Gonçalves, 65 - Nando, 59 - nada, nada, só bagulho!

Mané, a Lívia resolveu me ajudar, puxou a cadeira mais para perto, tirou os óculos de leitura da bolsa, se apoderou do meu celular, passou a avaliar cada candidato com olhar clínico, Claudiny, 62, - ela achou todos os caras deploráveis, Julio, 69 - muito velhos, José, 71 - sem expectativa, expliquei para a ela que, nessas alturas da vida, o cara que eu estou procurando já não é mais nenhum Cauã Reymond, nunca foi um Alain Delon, os caras com quem eu vou sair já não estão mais na sua melhor forma, isso já sabíamos, eu também já vivi dias melhores.

"Percival, 63 — Divorciado, zona sul de SP/Ipiranga.

Procuro amizade que pode ou não se tornar algo mais sério. Gosto: carinho, atenção, honestidade, viagem, natureza, passeio etc. Quem não quer? Sou:

Fotos mais recentes sem photoshop, sem ostentação, parentes, sem glamour, ecumênico, estudo biologia, sem preconceitos, ativismos e polêmicas, não é aqui. Não tenho bens, o que visto não é fashion, o que como não é gourmet, meu médico é do SUS, mobilidade é bilhete único, não penso só naquilo...

onívoro - fazendo faculdade - gato"

Imagine, Mané, a Lívia com os óculos na ponta do nariz, com uma xícara de chá numa mão e o meu celular na outra, lendo uma descrição dessas!

— Esse cara não é para você, amiga — Lívia decretou —, um pouquinho de glamour é terapêutico, faz bem para a saúde, quem vai querer namorar um chato convicto desses? Ele vai exigir voto de pobreza das pretendentes? Não existe nenhuma possibilidade de encontrar alguém razoável nesse aplicativo.

O aplicativo também não ajuda, apresenta, justamente quando a Lívia está avaliando os pretendentes, o Papai Noel tatuado! Quem dera fosse mentira, pois não posso "desver" o que eu vi.

Mané, você teria guardado a foto no seu celular só para me mostrar quando eu ficasse brava com você! Uma figura de barba branca, óculos de lentes cor-de-rosa, redondas à Janis Joplin, colete de couro, sem camisa, o cara dizia ter 94% do corpo tatuado e no Natal trabalha como Papai Noel de shopping. Tentamos fazer a conta para mensurar as possíveis partes do corpo que não foram tatuadas além do rosto?

Apesar de termos perdido o fôlego e quase engasgado com o bolo rindo, a Lívia disse que não ia sair daqui sem antes encontrar o meu par ideal. Lídio, 73 - Aldo, 69 - Egídio, 68 - Armando, 69 - Foi uma sessão bem diversificada, Lenivaldo, 61 - Marquinhos, 66 - foto de cara sem camisa depois no jogo de futebol é bem comum, Samuel, 70 - Juca, 60 - cara com os netos, Júlio, 69, fotos dos netos, Wladmir, 66 - caras de óculos escuros dentro do carro, Fábio, 66 - Ricardo, 63 - muitos carros. Rubens, 67 - Fotos posadas, Gilberto, 59 - Adalberto, 58 - fotos recortadas, Bile, 58 - Paulinho, 60 - quanta falta de senso estético!

Finalmente vimos uma foto, o cara não parecia um desastre, um olhão bonito envolto num rosto meio detonado, é mera suposição, mais uma foto um tanto embaçada. Eu queria que a Lívia acompanhasse a conversa, o cara não apareceu. Ela foi embora, nenhuma resposta.

No outro dia, antes de eu acordar, bem cedinho, lá pelas seis da manhã, um toque no celular, o aviso do Crusher, como eu faço para desativar essas notificações? Seis horas da manhã não é hora de paquerar, mas a mensagem estava lá.

Era do tal cara dos olhos bonitos.

"José Carlos, 67 — viúvo, aposentado" — Acorda cedo, faz exercício. Cultiva hábitos saudáveis. Número de celular trocado, conversa vai, conversa vem, trocamos umas ideias, finalmente sugeri um café, numa sorveteria, não tenho tempo para enrolação.

Cheguei um pouco antes, fui resolvendo um assunto do trabalho, uma questão sobre preço de um produto para um cliente, aliás, Mané, o cliente, aquele que a gente sempre tratou a pão de ló.

Quando José Carlos, 67, chegou, uns minutos depois, reparei que, além do rosto, o resto também estava bem avariado, não usava bengala por orgulho, entrou capengando pela sorveteria, ainda não sei usar a opção "corre que é roubada", apesar de já estar ativada, por isso, vamos ao café.

A voz de José Carlos, 67, apesar de ter intensidade é baixa, sem inflexões, com uma disfonia, o que compromete o entendimento da conversa, mas estava indo bem, olhava para mim todo derretido, fez um carinho no meu rosto, achei invasivo, não soube como reagir, me ajeitei na cadeira me afastando o suficiente para ele não tentasse me alcançar, acho que não cheguei a fazer caretas.

Como estávamos falando sobre morte, já que quando dois viúvos se encontram parte importante da conversa gira em torno da morte, é um lugar seguro, quem vai ter coragem de questionar a dor e a entrega do outro, quando o amor da sua vida estava prestes a morrer? Eu faço isso, quando não sei bem para que lado levar a conversa, falo o quanto eu aprendi com a consciência da proximidade da morte, o quanto doeu quando eu percebi que eu não era o centro das atenções, que eu estava exausta durante aqueles dias no hospital.

A certa altura, fiz um comentário baseado na minha experiência de vida, quando alguém está gravemente doente, muita gente vem com sugestões alternativas, já faz tempo que eu sei o meio esotérico-energético, dos tratamentos alternativos é o charlatanismo moderno, com cara de científico, se dizendo comprovado, nem contei para ele que eu andei estudando essas coisas durante o isolamento, estudei e concluí que é tudo papagaiada, sem nenhuma base científica, sem nenhuma comprovação. José Carlos, 67, se sentiu atingido e me deu uma aula sobre postura das mãos para cura de doenças, as atitudes machistas aparecem, sempre aparecem, o futuro de José Carlos, 67 está determinado, fingi que não entendi e mudei de assunto, pedi um sorvete de abacaxi.

Nesse ponto da conversa, José Carlos, 67, confessa que não come abacaxi pois tem aftas, Mônica, 58, não beija nenhuma boca com aftas, a boca de José Carlos, 67 não está na lista de bocas beijáveis, até agora na lista consta um total de zero bocas.

José Carlos, 67, completou: — Por conta da quimioterapia, não é o câncer que me levará ao óbito — confessou enquanto tentava alcançar alguma parte do meu braço para me fazer carinhos, achei aquilo o fim da picada.

Era só o que me faltava, José Carlos, 67, um pré-óbito! Sim, Mané, pré-óbito, pois usar moribundo, pé na cova ou no bico do corvo é deselegante. Suspeito que certas pessoas usem o aplicativo para encontrar cuidadoras, só pode! Onde já se viu apresentar uma fatura dessas para alguém que só está querendo se divertir?

Quando cheguei em casa, como de costume, agradeci o encontro, José Carlos, 67 mandou uma figurinha, daquelas de flor e glitter, bem cafoninha, de boa noite e me disse que ia ver um filme. Levantei as mãos para o céu, era o que me faltava, ficar de conversa mole pelo aplicativo.

Não estava com vontade de continuar conversando com José Carlos, 67, tentei imaginar uma maneira delicada de dispensá-lo o mais rápido possível.

Marco, 66 - Noel, 70 - Ariclenes, 67

No dia seguinte, logo cedo, antes das seis, me mandou outra figurinha alusiva à comemoração gringa que acontecia naquele dia.

Antes das seis da manhã! Animado, logo cedo?

Só respondi quando achei civilizado, depois das oito, delicadamente, mas não encontrei motivo para esticar a conversa. Eu preciso fechar o mês, fazer relatório, planilhas, pagar funcionários e ainda por cima tenho umas reuniões bem complicadinhas.

Segui meu dia, desentortando os pepinos, descascando os abacaxis.

Mesmo que não tivesse nada para fazer, ficar jogando conversa fora pelo aplicativo é que eu não ia ficar! Veja se eu tenho perfil de ficar de nhe--nhe-nhem pelo aplicativo de mensagem, me poupe! Mané, eu sou ruim de conversa pelo aplicativo, como você dizia, sou monotask, não consigo fazer duas coisas de uma vez, me distraio com facilidade, não posso dar mole, no horário comercial, o trabalho vem em primeiro lugar.

Eu estava no meio de uma reunião que mais parecia uma sessão de terapia, onde eu era a terapeuta e um bando de marmanjos, choravam como criancinhas mimadas, o telefone tocou, eu recusei a chamada, estou ocupada. Não posso sair da reunião, não dessa reunião.

Adivinha quem era?

Sim - José Carlos, 67 - o pré-óbito.

Dali a pouco chegou uma mensagem: "eu não vou mais te atrapalhar, não se preocupe."

Achei um desaforo, mas ainda sou delicada, e respondi que não estava me atrapalhando, mas eu estava ocupada, numa reunião de trabalho, não podia parar o que eu estava fazendo, deu vontade de mandar à merda, mas sou fina.

O cara responde com um "sucesso", seco e ridículo.

Mais um bloqueado, eu não entrei nesse aplicativo para passar nervoso.

Carente sim, desesperada nunca! Imagine se eu posso com um cara que vai ficar controlando quantas mensagens eu respondo por dia?

Não tá fácil. Me erra!

Parece que minha vida se resume a isso, não, não se resume a esses encontros frustrantes, continuo fazendo tudo que eu sempre fiz, cuidando de tudo e de todos, só que agora tenho esse novo propósito, ou passatempo, ou perrengue?

Pelo jeito é um pouco mais enroscado do que eu imaginava. Milton, 68 - Tom, 57 - Toninho, 60 - Chiquinho, 57. Me falta um tantinho de paciência para gente fraca. Marcelo, 59, Caio, 60, Mario, 58.

Mané, eu estive disponível para você, mas até você tinha que esperar! Lembra do nosso combinado? A gente só se ligava durante o dia em casos extremos, incêndios, cabeças decepadas ou coisas assim?

Nós nos conhecemos no tempo que só tinha telefone fixo, a gente combinava as coisas e esperava, eu era professora e não tinha acesso a telefone, antes de sair te ligava no escritório e dizia: "estou saindo" — quanto que você ficou plantado me esperando, lembra?

Outro dia passei na frente daquele prédio em que você trabalhava, que tinha uma padaria embaixo, hoje a padaria virou um bar badalado que o pessoal vai depois do trabalho para jogar conversa fora, esperar o trânsito diminuir, lembrei que você passou muito tempo plantado naquele balcão esperando eu aparecer, eu saía da escola e ia me encontrar com você, dependia do trânsito, tanta coisa podia acontecer. Você me esperava!

A minha sorte é que você sempre me esperava, reclamava, mas me esperava.

Você acha que vou deixar de fazer o que eu tenho que fazer e sair correndo para qualquer um?

A arte de seguir em frente

Apesar disso, esse aí já tinha perdido as chances possíveis ao declarar saúde precária. Acho que vou elaborar um questionário, imprimir e levar aos encontros, com uma prancheta e uma caneta amarrada num barbante, enquanto esperamos o café o cara preenche o formulário.

Poderia fazer isso num formulário do Google, mas gente de certa idade se atrapalha com tecnologia, tenho certeza que não ia dar certo.

" Por favor responda as perguntas e entregue o questionário, aguarde o resultado"

1 - Condições físicas.

- Alguma necessidade especial? Dificuldade para se locomover? Problemas respiratórios?
- Necessita de aparelhos? Bengalas? Andadores? Marca-passo? Dentadura? Prótese peniana?
- Faz algum tratamento de saúde que necessite de idas ao hospital com frequência?

2 - Condições financeiras.

- Trabalha? Aposentado? Tem renda própria?
- Casa própria? Mora de aluguel? Mora sozinho?
- Contas em dia ou usa o rotativo do cartão de crédito?

3 – Vícios.

- Tabagismo? Alcoolismo?
- Consumo de drogas ilícitas?
- Hipocondríaco?

4 – Atividades.

- Pratica esportes?
- Passatempos?
- Sexualmente ativo?

5 - Concepções de mundo.

- Posições políticas (direita - conservador, reacionário / esquerda - libertador, revolucionário)?
- Religioso? Frequenta cultos?
- Acredita na partícula de Deus? Campos energéticos? Ectoplasma?

#Encontre um namorado:

Devagar com o andador que o joelho falseia! — diz a velha sedentária.

O apressado come cru e queima a boca!

Por que tanta pressa? As coisas têm um tempo para acontecer.

Vamos limitar o contato físico no primeiro encontro a um aperto de mão e dois beijinhos, um em cada bochecha nos cumprimentos de praxe.

Estou cada dia mais burocrática, mas as circunstâncias impõem atitudes irrevogáveis.

Purê de mandioquinhas

Lave muito bem as mandioquinhas, descasque, corte em rodelas e cozinhe em água e sal.

Quando estiver bem macia, reserve um copo da água do cozimento.

Amasse a mandioquinha, coloque novamente na panela e acrescente uma colher de manteiga sem sal. Misture com vigor. Se precisar coloque um pouco da água do cozimento para deixar mais lisinho. Acerte o sal.

21

Complexidade da deterioração disruptiva do processo de busca de relacionamentos afetivos

Eu sou insistente, não desisto fácil, André, 56 - Daniel, 55 - quando fico revoltada, abro o tal aplicativo. Gabriel, 58 - Walter, 60 - João, 62. Meu sangue ferve, você sabe, Mané, 61 - será que você entraria no Crusher?

Mané, é sempre assim, me sinto o camundongo que reage à campainha do Skiner.

Joaquim, 57, me pareceu simpático, de fora da cidade, me disse que viria para um compromisso, combinamos um café, bonzinho, mas acanhado demais para mim, preciso de alguém com mais atitude.

Eu queria sentir de novo aquilo que senti quando te vi, naquela noite, quando nos encontramos para ir ao teatro, era como se fogos de artifício explodissem em mim, você com sua botina Caterpillar, nunca vi ninguém ser tão fiel a uma marca de calçados como você foi às botinas Caterpillar. Você veio em minha direção andando um passo alegre, você estava feliz em me ver, seus olhos brilhavam. É isso que eu estou procurando, Mané, alguém que grave um k-7 para mim, com música que acha que combina comigo, que me leve para um lugar que eu não conheça, mas que aposte que eu vá gostar.

Não estou procurando alguém igual a você, alguém que tenha as mesmas manias, o mesmo jeito, os mesmos gostos, ninguém, nunca será como você, estou procurando alguém que, mesmo com suas manias, queira estar comigo pelo que eu sou, pelas possibilidades que vê em mim. Eu não quero ser troféu, eu não quero ser prêmio de consolação, eu quero transbordar e fazer alguém transbordar também.

Só existe uma classificação para esse encontro com Joaquim, 57: indescritivelmente constrangedor, o extremo oposto das minhas expectativas.

Joaquim, 57, chegou ao café bacana escolhido a dedo, quase uma hora antes do combinado, mandou mensagem — cheguei — eu não estava nem perto, nem corri, não tinha como, eu ainda estava trabalhando, faltava me arrumar, pegar o carro.

A tarde estava escura, chovia muito, a enxurrada descia pelas ruas dos Jardins como as ondas de Nazaré, a praia de Portugal que tem as maiores ondas do mundo. Não encontrei onde estacionar, deixei o carro longe, nunca tenho um guarda-chuva no carro, precisei andar uns cinquenta metros, cheguei no lugar molhada e afobada, Joaquim, 57, estava lá com cara de bunda. O natural dele é a cara de bunda. Se ele tivesse desistido e ido embora, seria menos constrangedor.

Era final de tarde, Joaquim, 57, estava sentado naquela mesa havia mais de uma hora, poderia ter dado uma olhada no cardápio, mas só ofereceu o café, eu teria aceitado um pão de queijo, um pedaço de bolo, um drink no lugar do café, um aperitivo, opções existiam. A sensação que Joaquim, 57, estava querendo ver se valia a pena, se eu valia a pena. Achei que ele estava me avaliando.

Conversa arranhada, não fluiu, parecia que a gente nem falava a mesma língua. Sabe, Mané, só faltou ele olhar para mim e dizer: "Que chuva, hein? Diz que fica assim até o final de semana." Eu teria respondido com um: "Pois é!".

Num determinado momento, veja bem, Mané, estávamos lá para nos conhecer, não é mesmo? Para jogar conversa fora. Podíamos levar a conversa para qualquer lado. Eu queria saber mais sobre ele, perguntei sobre a profissão, ele disse ser separado e parou por aí. Tive a sensação que ele logo ficou satisfeito, acho que já sabia tudo que queria saber, então, do nada, sem a menor cerimônia, Cara-de-Bunda, 57, me perguntou se fazia tempo que eu tinha entrado no aplicativo, a resposta é fácil: exatos 21 dias, mas não contei isso para ele.

A arte de seguir em frente

Então, Cara-de-Bunda, 57, lança a pior pergunta que ele poderia fazer: "Com quantos caras você já saiu?". Mônica, 58, não gosta de pessoas e perguntas invasivas.

A resposta certa era: nem saí com tantos caras assim, ainda não enchi os dedos da primeira mão, ou enchi? Não interessa, afinal! Nem eu estou contando, que diferença faz, são todos cartas fora do baralho. Entende, Mané? Quando a gente se envolve com uma pessoa, independentemente da idade dela, se envolve com ela inteira, o passado é passado, ele queria uma lista, uma ficha corrida? Podia contar para ele, né, Mané, que eu sempre fui namoradeira, que quando era mocinha eu não ficava muito tempo sozinha, mas não vou fazer isso, não vou perder tempo contando minhas aventuras para qualquer um que nunca figuraria na lista dos caras com quem eu namorei. Uma seleta lista de caras bacanas.

Penso que as regras para os encontros pelo aplicativo são as mesmas que para encontros sem aplicativo, ninguém fica inquirindo ninguém sobre seu passado, um mínimo de civilidade.

Não falei isso, esse idiota não merece saber coisa nenhuma!

Devia ter contado que entrei em outros aplicativos, mas acabei saindo por ter zerado as opções. Zerei de deixar o aplicativo zonzo, horas e mais horas fazendo buscas. Aliás, não precisa se inscrever em mais de um aplicativo, os caras estão em todos os aplicativos, aquele que me disse que não estava me paquerando, depois de uns dias me curtiu de novo, só que em outro aplicativo, eu recusei por pura preguiça.

Nem sei por que curti a foto desse Cara-de-Bunda, 57! Talvez a aparência ingênua, o olhar sorridente, distração? Não sei!

Fiquei bem incomodada, menti, disse que ele era o primeiro.

Cada uma! Não vou mais aceitar esse tipo de comentário. Nem esse tipo de pergunta, imagina se eu vou ficar dando satisfação da minha vida para esses caras mimados, mal acostumados, e sem noção. Sai pra lá chulé!

Mais batom e rímel desperdiçados.

Ai, Mané, além de encontros frustrados, ainda tem aqueles que nem se materializam na minha frente, não passam de conversa fiada sem futuro.

NOTA MENTAL
Não adianta tentar salvar um rolê que não começou bem,
não adianta forçar, o que tem que ser será.
Nunca em tempo algum permita que alguém sinta-se à vontade para julgar sua história, seu passado ou suas escolhas.

Salvando o arroz

Caso o arroz queime, molhe um pano em água gelada, dobre sobre a pia e coloque a panela em cima, espere até que a panela esteja fria, retire a parte que não queimou.

Você também pode colocar a panela dentro de uma bacia com água gelada e esperar que esfrie.

ou

Basta retirar a panela do fogo e colocar por cima do arroz uma fatia de pão de forma. Em seguida, tampe a panela durante aproximadamente 10 minutos. Isso fará com que o pão absorva todo aquele cheiro e "gosto de queimado", deixando seu arroz prontinho para ser utilizado. Dá para fazer esse processo com fatias de batata ou cebola.

Às vezes, nem isso salva o arroz, o lixo é o único destino, igual aos encontros para futuros relacionamentos às vezes podem dar em nada, o que sobra é lixo e panela queimada à espera do bombril, detergente e braço.

22

Se eu me frustrar mais uma vez nem vou perceber

Eu deveria deletar a porcaria desse aplicativo, mas eu gosto de me enganar, Mané, quantas vezes você me falou para parar de mentir para mim mesma? Zequinha, 64 - Bob, 54 - Thomaz, 63, Celso, 68, Rafael, 59, Guido, 66. Que eu sou uma Pollyanna, a protagonista da novela juvenil que sempre via o lado bom das coisas sem nunca desanimar, que gosto de ver o mundo em cor-de-rosa? Ruiz, 59 - Edvaldo, 61 - Betão, 62. Sempre acho que vou encontrar o pote de ouro na próxima curva, que vou tirar a sorte grande, ganhar na loteria, como quando te conheci, acabo acreditando que é só persistir mais um pouco que a sorte vai me alcançar. Como se eu acreditasse ser possível ganhar na loteria duas vezes. Luiz, 59 - Paulinho, 61 - Ricardo, 60.

Roberto, 65, perfil em branco, nenhuma descrição, nenhuma preferência, nenhuma dica. Quatro fotos, rosto sério, meio corpo sorridente, paisagem montanhosa e o prédio da Chrysler Building em Nova Iorque. Blefe, jeitão de blefe, tenho certeza é blefe,

Mônica, [58] — Vai pagar pra ver — *call*.

Roberto, [65] — Minha idade está errada, não consegui arrumar.

Mônica, [58] — A minha está certa.

Roberto, [65] — Garota, esse é o meu celular, não quero perder o seu contato.

Mané, quando você jogava *poker* on-line, você se acomodava na sua cadeira *gamer*, colocava os fones de ouvido, não sei se você colocava uma música ou só ficava ouvindo os sons do jogo, os estalos das cartas sendo distribuídas ou viradas, tudo para garantir concentração, você quase não respirava, contava as cartas, fazia suas apostas baseado nas cartas que já tinham saído, sabia quantos Às ainda tinha no monte, você sabia quando era possível fazer um Royal Flush com as cartas que tinha na mão. Você se sentia no controle, quando você jogava com os gringos gostava de provocar, eles enlouqueciam com o seu *nickname*: Cucaracho ou Juca Bala. Você juntava suas fichas para dar *all-ins* nos adversários mais arrogantes, que achavam que você não sabia o que eles estavam falando. Eu sentia vontade de levar para você uma cumbuca com amendoins e uma lata de cerveja. Não levava, você jamais cometeria a blasfêmia de comer em cima do seu teclado sem fio, jamais encostaria no seu *magic mouse* com as mãos engorduradas de amendoim. Não correria o risco de deixar cerveja cair nos seus equipamentos. No Crusher você só ganha se der *match*, se achar o seu par ideal.

Mané, estou arriscando, eu tenho cacife para enfrentar qualquer parada, não estou blefando, minhas fotos são reais, feitas por um fotógrafo profissional, que significa um brilho extra à minha figura estampada no topo do meu perfil, minha apresentação, minhas preferências, tudo real, eu me garanto, posso mandar em qualquer jogo.

Roberto, [65] — Meu nome é José Roberto Carlos Andrade Pereira Pomposo, coisa da minha mãe.

Mônica, [58] — Aristocrático! — esquisito demais, em 58 anos de vida, nunca conheceu uma pessoa com tanto nome, dá uma "googlada", faz um PIX, arrisca o telefone, check!

Roberto, [65] é um nome artístico no Crusher, se inventou um nome artístico, por que revelar o nome verdadeiro nos primeiros cinco minutos de conversa? Coisa de criança que desavisada escreve o próprio nome no material da escola, para se safar, coloca um Silva no final. Um blefe sem sentido. De madrugada ele aparece.

Roberto, [65] — Sonhei com você, delícia — um *call* desses às duas da madrugada tem seu valor.

Mônica, [58] — Fiquei curiosa — perde o sono, acha que tirou a sorte grande — quero que você me mostre como foi esse sonho. *Raise*.

Roberto, [65] — Bom dia — fotos da janela do apartamento, andar alto, endereço bacana. *Fold*.

Silêncio seguido de sumiço. Mané, eu não tive sorte, você dizia que quando perdia, tinha que seguir adiante. Vida que segue! Devia assistir vídeos de extração de cravos e esquecer esse Crusher de uma vez por todas.

Roberto, [65], — Localização em tempo real — nenhuma mensagem, foi engano.

Mônica, [58] — Hoje cedo você me mandou sua localização, achei que era para eu ir te encontrar — Blefe.

Roberto, [65] — Eu ia gostar, hoje o dia foi difícil, queria ficar de conchinha com você.

Mônica, [58] — E aí? Quando a gente vai se conhecer? — *Raise.*

Roberto, [65] — Amanhã, escolhe onde você quer jantar — *Check.*

Mônica, [58] — No Figueira — já que é para escolher, eu escolho, eu ia dizer Fasano, mas achei exagero, regra quebrada, aceitou jantar. Sem dormir mais uma vez.

Roberto, [65] — Ocorreu um problema, vou socorrer minha filha — silêncio total.

quinta, sexta, sábado, domingo.

Mônica [58] — Oi sumido! — *Turn.*

Roberto, [65] — Estou cuidando dos netos. — *Fold.*

Mané, o cara mexeu comigo, estou parecendo uma idiota! Só falta eu cantar aquela música da Joana — *meu namorado é um sujeito ocupado, não manda notícia, nem um sinal.* Fico olhando o aplicativo de namoro, controlando a distância, eu já descobri onde ele mora, 11 km, e o endereço do escritório, 6 km, ele manda localização a torto e a direito. Sei até quando está na casa da filha, 5 km.

Roberto, [65] — dois mil e quatrocentos e cassetada quilômetros.

Mônica, [58] — usa a ferramenta de círculos do Google Maps, localizações possíveis: Assunção no Paraguai, Atacama no Chile, perdido na Amazônia, afogado em alto-mar, em qualquer ponto da costa brasileira e parte do Pacífico, ou talvez em Fernando de Noronha, era o que o círculo do mapa dizia. Aposta em Fernando de Noronha.

Roberto, [65] — 6 km — Vou tirar sua roupa, te beijar todinha, começando pelos pés, amo pés. — *Call.*

Mônica, [58] — Beija mais — *Raise*, outra noite sem dormir.

Roberto, [65] — Só falta você aqui comigo para meu dia ficar bom, essa reunião está muito chata, a voz do meu cliente parece um trombone. — *Check.*

Mônica, [58] — Saia à francesa e vem aqui — *All in.*

Roberto, [65] — ... — *Fold.*

Mentirinha

2 ovos - 1 copo de leite - 1/2 copo de óleo de soja - 3 copos de açúcar - 1 colher de chá de bicarbonato - Raspa de limão ou laranja ou ainda essência de baunilha. - Farinha de trigo até dar ponto de mingau firme.

Misturar todos os ingredientes e acrescentar a farinha de trigo até formar um mingau firme.

Coloque em saco de confeiteiro e formar pequenos biscoitos, assadeira untada e forno médio.

23

Do chão
não passa

Minha vida não se resume ao Crusher.

Mané, a vida toda quem é que trocou as lâmpadas queimadas nessa casa? Quem é que subia na escada, desatarraxava uma e atarraxava a outra?

Você morria de medo de abelhas e eletricidade, tinha medo de levar choques, cada vez que uma lâmpada queimava, era uma operação de guerra para você subir numa escada, tinha que apagar todas as luzes da casa, desligar a chave geral e eu segurar a escada, por isso assumi as trocas de lâmpadas, e quando eu subia na escada você fazia questão de segurar, mas ficava me assustando, pegando nas minhas pernas, como se estivesse levando um choque, quando eu me assustava você se dobrava de rir, como você era impertinente.

Duas lâmpadas da sala de visitas queimaram, resolvi trocar, peguei a escada, subi com o maior cuidado, como sempre subi, desatarraxei a primeira lâmpada, desci, verifiquei, estava queimada mesmo. Então movimentei a escada e coloquei no lugar para tirar a segunda lâmpada, enquanto eu subia, percebi que alguma coisa não ia dar certo, a escada escorregou e eu caí, bati o braço, a cabeça e a perna no aparador, fiquei apavorada, não sabia o que fazer, sentia mais ardência que dor na perna, mais que na cabeça, passei a mão na cabeça, não havia traços de sangue, não cortou, mas fez um galo do tamanho de uma avestruz.

Fiquei um momento atordoada e sem ação, pensei em alcançar o celular e ligar para as crianças, o celular estava longe e eles demorariam a chegar.

Talvez ligar para a portaria? Não ia conseguir me levantar e usar o interfone.

A campainha tocou, era a Cristina e a Manu, nossas vizinhas de porta, elas me disseram que estavam chegando em casa e escutaram o barulho, fico imaginando que elas pensaram que o prédio ia cair, deve ter abalado as estruturas da construção.

Elas ajudaram, ligaram para as crianças e decidiram me levar para o hospital.

A Manu foi comigo no banco de trás.

No caminho, a Cristina dizia para a Manu: "Não deixe ela dormir!".

A Manu estava assustada, estava falando baixinho comigo, eu disse para ela que normalmente eu já era um pouco surda, que ela falasse mais alto, pois estava achando que a queda havia me deixado mais surda.

A menina começou a rir, era isso que eu queria, que ela ficasse calma, a Cristina ralhou com a coitada, eu assegurei: "Cristina, deixa eu falar bobagem, assim eu não durmo!". A menina ria mais ainda.

A cada curva do caminho, minha cabeça girava, me dava ânsias.

Vi pontos de luz, achei que estava empacotando, aí percebi que estávamos passando no túnel, ao sair do outro lado, as luzes desapareceram.

No Pronto-Socorro me colocaram numa cadeira de rodas e me levaram, fizeram muitos exames, depois me disseram que eu estava bem, mas precisava ficar em observação. A Marina e a Martinha vieram dormir em casa comigo.

Eu sou mesmo muito caxias, ontem me espatifei no chão, hoje fui encontrar as meninas da praça para minha sessão de terapia em movimento.

Como estava sentindo os braços e pernas formigando, minhas amigas ficaram um pouco cautelosas comigo e me disseram que era melhor eu ir ao pronto-socorro de novo para verificar. Estou tão carente que durante o exame físico o médico pressionou o meu pescoço, perguntou: "dói?" e eu respondi: "Não, faz mais!" Meu Deus! Eu cheguei no fundo do poço! Eu era tão contida! Fizeram raio-X, exames físicos, estou bem, deve ser descarga de adrenalina.

Mané, onde está você numa horas dessas para segurar a escada? Para virar o galão de água? Para reclamar que não tem comida nessa casa? Para ficar me mandando mensagem perguntando a que horas eu vou chegar? Para dizer que a camisa está mal passada, que a meia está desparelhada e não tem cueca na gaveta?

Mané, você não era fácil, era um chato de galochas, com um monte de manias, intransigente, implicante, impaciente, nervoso, folgado pacas, não era capaz de levantar para pegar um copo d'água, se achava o centro do mundo e era mimado, não sei quem foi que te mimou, sua mãe não foi, eu sei, ela me falou. Quando contamos para ela que íamos nos casar, ela me perguntou, muito séria, com todas as letras: "Mônica, você tem certeza? Olha que eu não aceito devolução!".

Ela contava para todo mundo essa história e repetia a minha resposta: "cada pezinho torto tem seu chinelinho velho".

Mesmo com todos seus defeitos, mesmo com seu mau humor, sua revolta com o sistema capitalista e sua incompatibilidade com o comunismo, porque, além de tudo, era turrão, sua preocupação em fazer tudo direito, com ética e honestidade, você enfrentou tudo que foi dificuldade, você nunca desistiu de investir em nós, de insistir na nossa felicidade. Acertando ou errando, você fez de tudo para nossa vida dar certo.

Suflê de queijo

Ingredientes:

40 g de manteiga - 40 g de farinha de trigo - 400 ml de leite - Noz moscada e pimenta-do-reino - 4 ovos - 150 g de queijo ralado (suíço, coalho ou meia cura) - Sal a gosto.

Preparo:

Derreter a manteiga em fogo médio, juntar a farinha e misturar sem deixar dourar. Adicionar o leite aos poucos mexendo sem parar até ficar cremoso. Temperar com noz moscada (cuidado, usar pouco) e pimenta-do-reino. Tire do fogo e reserve.

Rale o queijo e separe as gemas das claras. Junte o queijo ao creme e misture. Quando o creme estiver morno, junte as gemas.

Bata as claras em neve com uma pitada de sal até estar bem montada. Misture as claras ao creme, mexendo de baixo para cima sem bater, devagar, até ficar homogênea a massa. Acerte o sal.

Unte a tigela que irá assar o suflê com manteiga e farinha. Coloque o creme dois dedos abaixo da borda da tigela e leve ao forno pré-aquecido a 250° C por aproximadamente 10 minutos ou até estar dourado.

24

Penso che un sogno così non ritorni mai più

Roberto, [65] — Você é linda, minha namorada, quero dormir e acordar com você.

Mônica, [58] — Bonitão — para não usar o nome falso, nem assumir a consulta no PIX — é só me dizer quando e onde.

Roberto, [65] — Queria enroscar minhas pernas nas suas, te acordar e transar até pegar no sono de novo — no meio da noite ele me provoca, meus braços e pernas formigam, não sei se é do tombo ou ansiedade.

Ah! Mané, eu sou boa em inventar fantasias, com tanta sugestão eu já tinha decidido que namoraria com ele, que poderia dormir na casa dele, que iríamos viajar nos finais de semana, tudo! Mané, eu não inventei tudo sozinha, acordo de madrugada:

Roberto, [65] — Vamos para a Itália, quero descer a costa Amalfitana com você.

Mônica, [58] — De malas prontas e passaporte na bolsa — Figurino: óculos de sol, lenço de seda colorido amarrado sob o queixo, calça cigarrete branca, camiseta listrada.

Descrição de cena: Os dois numa lambreta amarelinha – fiquei com medo de cair, já que nenhum dos dois está no seu peso ideal troquei por um conversível esporte, branco, com bancos de couro vermelho – indo em direção ao pôr do sol, de um lado a encosta, com suas construções coloridas e milenares, do outro apenas o azul do mar se confundindo com o azul do céu, pintado pelo dourado do sol.

Trilha sonora: a voz rouca, um pouco arranhada do Tutto Modugno, o cantor italiano de sucesso das décadas de 1960 e 1970, era um dos preferidos do meu pai, passei a infância ouvindo música italiana.

Volare...oh, oh!...
cantare...oh, oh, oh, oh!
nel blu, dipinto di blu,
felice di stare lassù."

Roberto, [65] — Vamos nos ver, vou reservar a melhor suíte do motel Riviera.

Mané, eu não tenho roupa para tirar no motel, eu nem sei me vestir para conhecer uma pessoa no motel, estou achando plenamente natural encontrar um desconhecido no motel. Só tenho pijama, moletom e calcinha larga. Até imagino ele desabotoando minha roupa, preciso de uma roupa com muitos botões para ele me beijar enquanto desabotoa o vestido. Amanhã de manhã vou até o shopping, vou comprar um conjunto de calcinha e sutiã, um vestido novo e uma sandália salto agulha 15. Acho que nunca mais vou dormir, se ele some, não durmo, se aparece, não durmo.

Roberto, [65] — Está preparada? Vou chegar lá uma duas, duas e pouco.

Mônica, [58] — Nunca entrei num motel sozinha, não sei o que falar.

Roberto, [65] — Chegando lá te mando o número da suíte, é só falar e entrar. Vou de moto, você entra com o carro na garagem.

Roberto, [65] — Me enrolei aqui, não vou conseguir sair, pode ser amanhã? Vou lamber cada centímetro do seu corpo, vou mordiscar você inteira.

Mônica, [58], cada dia mais frustrada, mesmo não conhecendo Robert, [65], por que ficou tão interessada assim?

Mané, não tem como eu estar apaixonada por uma pessoa que eu nunca vi, estou apaixonada pelas ideias que eu invento, pelas fantasias que eu construo, pelas possibilidades que eu vislumbro, por uma versão de mim leve, muito leve como uma pluma, que pousa, mas de tão leve voa. Uma versão de mim sem pudores, sem amarras, uma versão que se permite um primeiro encontro sexual, pelo prazer do ato, acreditando que seria o início de um relacionamento, eu não inventei isso sozinha.

Fui dormir contrariada, tinha vontade de escrever um monte de desaforo, mas preferi seguir escrevendo saliências, não estou acreditando nas coisas que eu escrevo para ele.

Mônica, [58] — Eu teria beliscado sua bunda agora.

Roberto, [65] — desculpe, minha linda, esqueci o celular, blábláblá.

Mônica, [58] — te esperei sem calcinha — vou dizer o quê?

Depois o celular dele descarregou, cada vez é uma novidade diferente, vale a pena ficar nesse chove não molha, nesse vai-não-vai?

Mané, alguma vez na sua vida você me viu tão cordata, boazinha esperando?

Mané, eu sei até que essa história não é razoável. Os caras dessa faixa etária que entram nesse aplicativo, são todos mentirosos, não serei vítima de golpe financeiro, já que nem tenho tanto dinheiro assim e sou mal acostumada, não divido contas no primeiro encontro, nem no segundo, sou muquirana do tipo que segura a vontade de tomar um sorvete por achar dezoito reais um disparate, não empresto dinheiro sob nenhum pretexto, mas existe grande chance de me desiludir, de me apaixonar perdidamente por um estelionatário emocional, um cara que vai me deixar falando sozinha quando eu menos esperar.

Mané, muitos caras usam o aplicativo para fugir da realidade, provavelmente nunca vão sair com ninguém, só estão alimentando seus enormes egos, suas fantasias de quem acham que são. Criam avatares com personalidade extravagante para suprir sua falta de propósito, suas manias e o seu imenso vazio existencial e a impotência sexual.

Há os que não querem compromisso, querem troca de carinho e momentos de intimidade, há os que se confessam casados e procuram alguém para apimentar a relação com a esposa, dizem estar em busca de novas experiências, mas o que querem dizer com novas experiências? Sexo em grupo? Só se for ele e muitas mulheres. O cara, a mulher e outro cara? Duvido, nova experiência desde que não chegue nem perto dos traseiros deles, você acha mesmo que esses caras querem novas experiências? Querem carta branca para abusar de novas parceiras, com o consentimento delas. Todos dizem que não querem ser julgados.

Vi no jornal o resultado de uma pesquisa, apenas dois por cento, veja bem, Mané, dois por cento dos homens brasileiros se acham feios! Tenho certeza que se a mesma pesquisa fosse feita com mulheres, apenas dois por cento delas se considerariam bonitas, e mesmo assim ainda teria algum ponto para melhorar.

Eles, todos eles, são muito autocentrados e vaidosos e, posso afirmar, eles são falocêntricos, o mundo gira em torno do único pinto que eles conhecem, o deles mesmo.

A maior balela dos Boomers Posteriores, os nascidos entre 1955 e 1964, é a liberdade sexual, isso que essa geração chama de liberdade sexual não é liberdade, não tem nada de liberdade, liberdade tem diálogo, combinado, experimente ser mulher e dizer que você gosta de alguma coisa diferente daquilo que eles acham que é o correto. A palavra é libertinagem, eles querem carta branca para dar asas às suas fantasias, suas manias, porém não estão dispostos a quebrar os próprios tabus.

O final dos Baby Boomers (1946/1954) e o comecinho da Geração X (1965/1980) também fazem parte da faixa etária com quem eu possivelmente possa me relacionar, preciso estudar melhor essas faixas etárias, mas acho que não tem muita diferença.

Os caras nascidos depois de 1967 estão fora das minhas preferências, eu não tenho paciência com eles, pois estão se achando o máximo, com dinheiro e vigor físico, são narcisistas e eu não aguento narcisistas.

Você sabe, Mané, minha teoria é que quanto maior e mais escandaloso é o carro, menor é a potência sexual dos caras, não posso falar isso por aí, pois posso ofender a honra de algum prejudicado. Essa é só a minha teoria, baseada em observações aleatórias e nada científicas, eu só acho.

Ai que raiva, Mané!

25

All in

Mané? Você está se fazendo de morto? É sério, presta atenção! Eu estou contando a história toda para você me ajudar, não adianta fazer essa *poker face* mixuruca! Eu quero a sua opinião, se fosse você, o que você faria? Eu sei, você arrancava a minha roupa de uma vez, nada dessa frescura de um botão de cada vez, me encostava na parede, segurava meus pulsos e me beijava e me lamberia até eu desmaiar de prazer, até minhas pernas derreterem e eu não conseguir ficar em pé, eu sei e é isso mesmo que estou procurando, alguém que me faça desmaiar de prazer, sentir coisas parecidas com as que você fazia eu sentir. Mas se você fosse eu? No meu lugar, o que você faria? Pois então, foi o que eu fiz, mandei um convite para o Roberto, [65] — o sumido, tipo uma coisa irrecusável, um jantar, afinal eu quero conhecer o cara, ele ainda não visualizou, mas está on-line.

Eu não sabia que o sangue que corre nas minhas veias é sangue de barata! Imagine eu ficar fazendo marcação cerrada, ficar provocando, ficar vigiando, ficar me oferecendo, onde já se viu? Eu mendigando?

Aquele outro babaca não conseguiu passar um dia sem atenção, eu estou nessa palhaçada há quase um mês, que é isso?

Essa situação é pior que aquela com o cara do almoço, que não olhava na minha cara, que parecia que eu não existia, com ele eu almocei.

Que decepção! Estou me sentindo uma idiota, de novo, detesto viver essa incerteza, uma hora o cara me fala umas coisas incríveis, na outra some? Ah! Claro que tem caroço nesse angu, ele é comprometido de alguma forma.

Eu não faço parte dos planos dele! Estou me sentindo um lixo! Eu sou muito melhor que isso! Cadê aquela Mônica decidida que é ponderada? Onde está a tal da "Anda, a Fila Anda"? Pareço uma idiota pronta para fazer a próxima idiotice!

A arte de seguir em frente

O pior é que provavelmente esse cara não é nada disso que eu estou imaginando, com certeza tem um monte de mania, é egoísta, egocêntrico, narcisista, cheio de dores e limitações físicas e eu aqui perdendo meu tempo com isso!

A Cláudia, minha amiga da pré-escola, está vivendo uma situação parecida, só que do outro lado do mundo, o cara apareceu, chamou ela de linda e gostosa, convidou para sair, levou para jantar e passou a noite com ela num hotel maravilhoso, de repente deu aquela sumida básica e depois disse que ela não tinha entendido direito, esses caras são muito frouxos! Arregões.

Eles não se garantem, precisam se autoafirmar e subjugar as mulheres para parecerem viris! Bando de bunda-moles, flácidos de frente e de costas!

Eu fico indignada, Mané! Eu tenho quase 60 anos, não estou enganando ninguém, ainda tenho muito a oferecer, vejo que tem uns caras que são completamente cafajestes, escrotos mesmo, é revoltante!

Além do fato desses caras se acharem ainda jovens demais para chegar perto de uma mulher madura, frouxos! Muito frouxos!

O que aconteceu com a Cláudia mostra que aqui, em Milão, Paris, Nova Iorque, Singapura, em qualquer lugar, os caras disponíveis são uns bostas!

Estava achando que era só comigo que aconteciam essas coisas, que eu não sei como me portar, não sei o que falar, que sou uma fraude completa, cheguei a pensar que os caras descobrem logo que eu sou uma fraude.

Pensando bem, eles são a fraude, o conto do vigário, o bilhete premiado, o boleto falso, o aplicativo de conversa clonado, o velho boa-noite-cinderela.

26

Acorda menina!

Meia-noite,

Roberto, [65] — Aceito! Adorei o convite. *Call.*

Mônica, [58], sem muita convicção. — Então vê se não me dá mais um cano, já estou mofando — Outra noite sem dormir.

Mônica, [58] — Tudo certo para nosso jantar? — *Raise.*

Roberto, [65] — Mônica, eu não sumi! Meu primo me pediu para eu buscar minha tia no aeroporto... — se referindo a pessoas e situações como se eu tivesse essa intimidade toda, foto com os netos. — *Fold.*

Ou seja.... Não devia me iludir com o canto do cisne, o cisne canta na tentativa de demonstrar que ainda é forte e vigoroso, mas é sua última ação antes da morte. A última cartada de Roberto, [65], nessa idade a morte está cada dia mais próxima, a impotência já deu suas caras, já mostrou seu poder, mais um pouco nem as pílulas azuis farão efeito.

Roberto, [65] — Meus netos estão aqui comigo — foto de um monte de crianças e uma localização. O cara é um bunda mole, mole como um pudim.

Tá entendendo, Mané? O cara me deu o endereço dele, do nada, como eu vou achar que ele não quer nada comigo?

Ele mora no prédio na frente do prédio que meu pai morou quando solteiro, onde passei boa parte da minha infância. O terreno do prédio é um triângulo em que duas ruas se encontram, de um lado a rua que meu pai morou, do outro, na outra rua um prédio com o meu nome.

Eu, bobona, fico achando que toda coincidência é um recado do universo, a saída da garagem dele é bem na frente da placa do prédio, que ele leia meu nome por toda a eternidade e, se ele for casado, que a mulher dele saiba meu nome e tenha crises de ciúmes. Como eu sei? Sabendo, pois o endereço é velho conhecido, eu passei por lá de carro só para ter certeza que eu não estava delirando.

Roberto, [65] — Vamos nos ver. Amanhã, às três. — *Call.*

Faltava um pouco para o horário marcado quando vi no aplicativo de mensagem que ele estava digitando alguma coisa, aparecia digitando…. de repente sumia, digitando… até que a mensagem chegou, verdade ou mentira, meio atrapalhado, mas cheio de promessas:

Roberto, [65] — Oi Mônica. Não estou te enrolando não. Mas, não conse-guirei chegar a tempo em São Paulo (eu nem sabia que ele não estava em São Paulo). *Não consigo te transmitir como quero te conhecer e transar com você. Você, para mim, é um sonho. A mulher bonita, culta, independente, liberal e tudo que eu sempre quis. Por favor, não desista de mim. Quero muito te conhecer e estar com você. Prometo seriamente compensar o tempo perdido. Acredite: te quero mesmo. E não estou te enrolando. Os meus netos atrasaram e não consegui chegar a tempo. Continuo nessa gincana com todos. Beijos com tesão.*

Mônica, 58 – Poker face — *Quem tá desistindo de quem?*

Sem traumas!

Eu continuo interessada em vc, eu já disse!

Só não prometo parar de provocar vc!" — *Raise.*

Agora eu já tenho certeza que o cara é comprometido, a idade deve estar dando sinais e ele está tentando dar as últimas trepadas antes da decadência final, quer se sentir vigoroso, desejado e potente.

Meu equilíbrio já foi pro vinagre, eu sou muito cabeça-dura! Não enxergo um palmo na minha frente.

Roberto, [65] — Você é linda, seu sorriso é cativante. Quero tomar vinho e olhar a lua com você, te abraçar e te beijar até o dia amanhecer.

Mônica, [58] — A Lua está linda, me diga onde você está, que eu vou até você — mandei uma foto da lua, estava cheia, iluminada. — *Shotgun.*

Roberto, [65] — ….. — *Fold.*

Mônica, [58] — O dia nasceu lindo, queria ter dormido e acordado nos seus braços. — *All in.*

Roberto, [65] — Beijos e mais beijos. — *Fold.*

Foi uma despedida final.

#Encontre um namorado:

Não se apaixone nas primeiras 24 horas, espere um pouco.

Vamos melhorar essa regra?

Seja sempre a número 1, nunca em tempo algum aceite ser a número qualquer que não seja o 1. Deixe isso bem claro, logo de cara.

Comunicar logo de cara seu estilo de vida, seus hábitos, suas preferências por alimentação, rotina de exercícios, essas coisas, vou fazer uma etiqueta:

Mônica, 58 — Monogamista exclusivista.

Não fumante, não usuária de outras substâncias.

Vinho e cerveja só em boa companhia.

Sinceridade, sempre.

Careca de velho (Pudim)

5 ovos - 2 colheres (sopa) de trigo - 1 colher (sopa) de margarina - 3 xícaras (chá) de açúcar refinado - 2 xícaras (chá) de água - 1 lata de creme de leite - 200 g de coco ralado

Bata as gemas, o trigo, o açúcar, a margarina e a água, acrescente o creme de leite, o coco e as claras em neve, misture bem.

Coloque em forma caramelizada com 1 xícara de açúcar. Assar em banho-maria por aproximadamente 1 hora. Levar à geladeira e desenformar quando estiver gelado.

Solte bem as bordas para que não fique nenhum pedacinho preso e despenque ao virar o prato.

27

A vida como ela é

Estou inconsolável, levei um pé-na-bunda virtual, perdi todas as minhas fichas, um *game over* no Crusher, um tchau-até-nunca-mais sem nenhuma explicação, se tivesse desistido na primeira arregada, se não ficasse insistindo, fazendo graça, eu não estava aqui chorando as pitangas, remoendo cada palavra, cada mensagem. Reli toda conversa, tudo e continuo remoendo, não consegui entender onde foi que eu errei, ainda encontro a fórmula do amor. Se a Paula Toller não encontrou, quem sou eu para encontrar? A única saída honrosa é encarar a dor e seguir em frente.

Mané, depois que você foi embora todo mundo sofreu, a Treta, que era totalmente apegada a você, ficou depressiva, ficou sem comer, começou a perder os pelos, passou um tempão tristonha e cabisbaixa, ela não ficava mais latindo para os passarinhos na janela, nem trazia brinquedos para a gente jogar. Levei no veterinário, dei florais e nada, achei que ela precisava de companhia. A Cindy, a dona do canil onde a Treta nasceu, ficou sabendo da tristeza dela e me ofereceu uma cachorrinha que foi abandonada pelo comprador, ele pagou e nunca foi buscar, eu aceitei, então agora a Treta tem uma irmã gêmea siamesa, a Lolo, e tem sido muito bom para todo mundo. A Treta voltou a ser a Treta de sempre, brincalhona e carinhosa.

A Marina, que você tanto incentivou para morar na praia, ficou por lá mais um ano, até que desistiu e voltou, ficou aqui em casa até que arranjasse um apartamento, veio a pandemia e ela acabou ficando por aqui quase um ano, chegou um dia que ela não aguentava mais olhar para minha cara, estava rebelde, não queria aceitar as minhas regras, as regras que ela conhece tão bem, aqui tem hora para acordar, para comer e para dormir como sempre foi (as nossas regras, fazer as refeições juntos, ir dormir mais ou menos na mesma hora, como sempre foi, nossas regras, as regras que você zelava com tanto empenho, porque eu detesto panela em cima do fogão o dia inteiro, gente vagando pela casa noite adentro, eu gosto de dormir de porta aberta e gosto de silêncio, regras são sagradas) e decidiu se mudar, ela queria ter cachorro, nenhum argumento foi suficiente para ela, eu coloquei um critério: se precisar, eu ajudo, mas tem que ser igual as gêmeas Treta e a Lolo. Ela então arrumou uma prima das gêmeas, a Gigi, mas Gigi também estava solitária, arrumou outra, a Vish.

A Marina foi viajar e pediu que eu cuidasse das caninas. Essa semana está bem difícil, viu? Estou com quatro terroristas de perna curta e corpo comprido, que não param de latir, a Vish encasquetou com a Treta e elas brigam por qualquer coisa, na hora de dar comida preciso separar as famílias, pois uma ataca a comida da outra. Um *forfé*. A Lolo e a Gigi vão na onda, as encrenqueiras são a Treta e a Vish.

Como desgraça pouca é bobagem, a máquina de lavar parou de funcionar, eu estou meio gripada, torcendo para não ser nada de muito grave e, já que a dentista está viajando, meu dente começou a doer, não falta mais nada.

Estou aqui, sofrendo, lidando com minhas frustrações e minhas dores, pastoreando essas caninas e meus hormônios estão me matando, resolveram botar para quebrar todos ao mesmo tempo! Minha libido está bombando, estou me achando a pessoa mais linda e sedutora dessa terra, me sinto exalando charme. Só falta eu estalar a língua no céu da boca cada vez que me olho no espelho, eu tirei o lençol que cobria o espelho do corredor.

Apesar de eu ser preferencialmente racional, consultei o tarô on-line, às vezes um pitaco de charlatanismo não faz mal a ninguém.

A carta que eu sorteei foi o arcano XV, o Diabo:

— *Assumindo o uso do poder e do magnetismo pessoal: Vivemos numa sociedade que nos leva a sentir culpa quando assumimos as rédeas do nosso destino, quando assumimos o uso do poder.*

Todavia, existem circunstâncias em que não podemos ser tão "bonzinhos" assim, em que precisamos e devemos assumir uma postura de maior competição e desejo pelo poder sobre as coisas do mundo.

O arcano XV como conselho para este momento de sua vida, Mônica, chama atenção para a importância do cultivo do magnetismo pessoal para conquistar coisas no mundo material.

Não tenha pudores de fazer valer sua força de autoridade quando sentir que é devido. Cuidado apenas para não se deixar levar por emoções extremas demais.

Conselho: Não temer o uso do próprio poder!

Estou assumindo meu magnetismo pessoal, mas não está acontecendo nada, estou me esforçando para não me deixar levar pelas emoções extremas, mas tudo continua igual, nada de novo no *front*.

Eu me sentindo um lixo por ter me rastejado, mendigando por atenção, meu amor próprio e meu orgulho ferido não me deixavam esquecer o quanto eu tinha ultrapassado a linha do aceitável.

Embarquei numa fantasia e acreditei nela, onde eu estava com a cabeça?

Estava focada na minha carência, acreditando em qualquer coisa que me tirasse dessa solidão e ainda de quebra meu ego estava sendo escovado, massageado, festejado, me sentindo linda, incrível, além das promessas, uma melhor que a outra. Acho que estou imunizada, criei anticorpos.

Quando eu fico com raiva, para não fazer bobagem, mandar mensagens rastejantes disfarçadas de espirituosas, volto ao aplicativo, quase como a ideia de curar ressaca bebendo mais uma dose.

Percebi uma tendência nos perfis, recados do tipo: eu sou assim, se não gosta, passa fora, por que não adotar a estratégia, só que com classe?

Antero, 62 - João, 59 - Luciano, 61 - é um tal de bom dia, dormiu bem, já jantou, boa noite, João, 59 - Fabio, 64 - André, 59, Maurício, 61 — choveu muito, teve uma inundação no estacionamento do trabalho, olha só como está — foto de inundação. Mônica, 58 — Tenho cara de guichê de reclamações? Vai me convidar para sair ou vai ficar se fazendo de comentarista chato?

Cesar, 62, fica de conversa mole. Quando eu acho que vai convidar para um café, me diz que vai visitar a filha.

Mônica, 58, um mais frouxo que o outro. Quero atitude, quero pegada, quero aventura.

Joaquim, 59, desfiou um rosário inteiro sobre a descoberta da doença de um funcionário e para terminar me mandou o catálogo da empresa dele, me poupe, *please*, que eu não estou podendo!

Outro Roberto, esse 55 -

"Roberto, 55 — Sou um homem fácil de lidar com muito respeito pelas mulheres porque sei o papel importante que desempenham em nossas vidas como mãe ou esposa.

Sou simples e procuro simplicidade, companheirismo e cumplicidade...

Frescas e com neuras X

E com problemas com o ex X

Sem conteúdo X

Fumante X

Churrasco, cerveja, conversa para espantar o tédio

Mônica, 58 — Detesta gente hipócrita! Enjoamento, que porra de respeito é esse? E é você, seu frouxo, que vai determinar o que é ou não frescura, neuras? Defina conteúdo. Esse está procurando prazer sem esforço. O tédio te pertence, ninguém pode espantá-lo por você. Tá se achando, idiota! Vou ali vomitar e já volto.

Luiz, 62; Alberto, 63; John, 57, acabei curtindo alguns perfis, mudei de estratégia, agora jogo verde, já estou escolada, muita mentira se esconde por trás de cada foto, depois deleto sem medo de me arrepender!

Eles usam fotos de artistas conhecidos, já encontrei Tom Cruise, quase me apaixonei pelo George Clooney, até J.K. Simmons, esse quase me enganou, pois o J.K. Simmons não é muito conhecido, tem uma cara de um velho enxuto, estragadinho na medida certa, as desavisadas acreditam, o que esses idiotas não sabem é que eu assisti a *The Ranch* com você, Mané, o seriado machista que as mulheres não gostam. Eles nos tomam por idiotas.

Mentem suas idades, inventam nomes, ocupações, preferências, ou seja, só falsidade, mas os donos desses perfis dizem não estar interessados em mulheres com fotos retocadas, chegam a dizer que não querem namorar mulheres com filhos, descarados, um bando de ignorantes.

Eles esperam o que exatamente? Submissão?

Um cara que usa a foto do Tom Hanks fez uma chamada de vídeo, sem me avisar, acho que ele queria ver minha cara, feio e sem nenhum charme, longe de qualquer semelhança com a foto que escolheu, me chamou enquanto procurava vaga na garagem do supermercado, terminou a ligação dizendo que não conseguia conversar e manobrar o carro ao mesmo tempo, prosaico demais para meu gosto refinado. Deve ser casado, ligações do estacionamento do supermercado? Quem vai ao supermercado no fim da tarde de sábado?

Não dei chance para quem coloca foto sem camisa, nenhum torso que mereça foto no aplicativo, aliás só *panceps*, se uma mulher publicasse uma foto com o barrigão de fora seria queimada na fogueira.

Mané, será que eu sairia por aí transando com uma pessoa assim do nada? Quebrando as regras que eu mesma tinha escrito. Não sei onde eu estava com a cabeça imaginando essa possibilidade, subverter a ordem por mim estabelecida, minha trava de segurança!

Talvez eu deva considerar sorte Roberto, 65, ser o maior arregão da praça, pois se não fosse, eu teria ido ao motel que ele me convidou, mas teria ido até o fim, ou teria arregado antes que ele começasse a desabotoar a minha blusa? Fica a pergunta. Aliás, sobre isso tenho outras perguntas: por que eu me comporto como um cachorro abandonado, que abana o rabo para qualquer um que me olhe por um segundo?

Mané, eu sei que nunca mais vou sentir por ninguém o que senti por você. Nos apaixonamos irremediavelmente, foi instantâneo. Eu me desmanchava quando você sorria para mim, acho que nunca mais ninguém vai me olhar assim. Pode ser que olhem, afinal estou exalando magnetismo pessoal, mas não sei se será suficiente. Parece até que escreveram a música para falar de como eu me sentia perto de você. Essa também estava naquele k-7 que você gravou para nossa viagem até a Bahia.

"Don't get me wrong	*"Não me leve a mal*
If I'm acting so distracted	*Se eu parecer tão distraída*
I'm thinking about the fireworks	*Estou pensando nos fogos de artifício*
That go off when you smile"	*Que estouram quando você sorri"*

Na segunda vez que nos despedimos, você escreveu seu telefone no meu braço, eu escrevi o meu no seu, depois me deu um beijo quase na boca, você teve a intenção de me provocar, me deixar sem dormir, fez com que eu ficasse pensando em você sem parar.

E eu sempre tão impulsiva, não consegui esperar você aparecer!

Será que você teria me ligado?

No outro dia quando te convidei para ir assistir ao *Auto da Barca do Inferno* no teatro do MASP, eu não sei de onde eu tirei que tinha apresentação naquele dia!

Você aceitou imediatamente, acho que você estava a fim de mim, jamais iria a um tipo de programa desse por vontade própria, hoje eu sei, aliás não demorou muito para descobrir.

No fim não tinha teatro nenhum, fomos jantar, eu estava fazendo uma dieta maluca, porque eu sempre estava fazendo algum tipo de dieta maluca, essa só me permitia comer frutas, não tinha como eu recusar o jantar com você, eu escolhi uma salada, me pareceu plausível, depois estacionamos o carro no Mirante Morumbi, o lugar não era muito recomendado para moças de boa família como eu, mas a vista de lá era espetacular, era possível enxergar até o espigão da Paulista, toda zona sul da cidade até o Aeroporto. Ficamos até de madrugada jogando conversa fora, olhando a paisagem, só quando o dia começou a clarear que percebemos que a hora havia passado.

Acho que eu tive um evento psicológico, que não sei o nome, uma síndrome, uma abdução, depois de velha me deixei perder o juízo, mas, por sorte, o recuperei antes de ter me estrepado de verdade. Não posso dizer que esteja recuperada e imune, mas todo o processo passou por uma reflexão!

Sempre soube, não lido bem com rejeições e como sou muito reativa, normalmente explodo, desta vez, lidar com essa implosão está sendo difícil.

Até a voz da minha consciência fala comigo, ela me diz coisas assim:

Você, Mônica, agiu como uma Alice no País das Maravilhas, esqueceu-se do seu nome? Você não usa vestidinho vermelho, mas como uma verdadeira Mônica resolve suas paradas? Saiu por aí dando coelhadas em caras sem noção!

Você está assim acabada por sua própria responsabilidade, o outro abusou, nós concordamos, mas você é a única responsável por ter se deixado ficar nesse estado, esperando mensagens, migalhas, migalhas, migalhas!

Esse cara queria viver uma aventura imaginária, nunca passaria disso, até que enjoou, arrumou outra otária, você nunca saberá.

Fica a lição! Jamais, em tempo algum, aceitar continuar uma troca de mensagens sem um encontro, a ideia de um encontro logo de cara, para acabar ilusões, é perfeita, já que ninguém é perfeito.

Não, não, não! Você não vai espiar o aplicativo de mensagens! Se ele estiver on-line, você vai fazer o que exatamente? Se rastejar mais um pouco? Se liga, hein?

De uns tempos para cá tudo passou a ter nome, no começo eu estranhei e achei frescura, mas depois, quando eu comecei a prestar atenção, achei incrível poder me referir a certos eventos sem ter que explicar o conceito antes do acontecimento. Sabendo o nome, fica muito mais fácil perceber quando está acontecendo, não precisamos nos questionar, se é ou não é.

Aprendi o significado do ma*nsplaining* na prática, a primeira vez que percebi foi quando eu fui a um magazine olhar o lançamento de um smartphone, o vendedor veio e viu que o meu celular estava umas três versões atrasado, ele disse que tinha preços ótimos, expliquei que eu era dona de uma revenda daquele tipo de aparelho, mesmo assim ele quis me convencer que o meu telefone era obsoleto. Acabei a história dizendo para ele que, caso ele quisesse adquirir um, poderia entrar em contato comigo, pois eu praticava preços melhores.

Normalmente o *mansplaining* vem sempre acompanhado do *mansinterrupt*, claro, pois os sabidões não vão deixar que você exponha sua ideia, eles vão te interromper.

O *gaslight* conhecido nosso de todo dia, o famoso "você está surtando, não é nada disso", a velha manipulação psicológica de sempre, "você é bonitinha, não vai entender isso".

E eu me sentindo um lixo porque me entreguei e me deixei envolver.

Ontem à noite um cara me mandou mensagem no aplicativo, pediu o meu número, logo de cara queria me ligar, não, amor, não vai me ligar agora não, tem prova de ortografia e escrotice antes! Tão fraco que deu boa noite, esse nunca mais aparece.

Enfim, estamos conversadas!

Canja de galinha – do meu jeito

Frite um peito de frango na panela de pressão, até que fique dourado.

Junte na panela um alho espremido, uma cebola picada, um tomate picadinho, um talo de salsão, alho-poró, louro, sal, orégano, encha de água e tampe, depois que pegar pressão deixe cozinhar por meia hora.

Abra a panela, retire o frango e desfie, retire o alho-poró, o salsão e a folha de louro, corte uma cenoura em cubinhos, junte no caldo com o frango desfiado.

Espere a cenoura amaciar, sirva quente, rale uma porção generosa de queijo parmesão.

28

Onde eu fui estacionar meu Chevette?

Paulo, 66 — Vamos falar de nós pelo telefone? Não gosto de ficar teclando.

Mônica, 58 — Achou cafona, com ar de fotonovela barata, um tanto burocrático, isso arrepia a alma dela, justamente por sugerir um futuro sem que antes ela possa decidir se quer ou não continuar — Agora não dá. Mais tarde talvez.

Mais tarde....

Paulo, 66 — Você pode falar?

Mônica, 58 — Posso — sem convicção nenhuma.

Paulo, 66 — Eu vou sair do aplicativo em respeito a você.

Mônica, 58 — Primeiro o café, depois a gente combina, não saia do aplicativo não, você não tem nenhum compromisso comigo. Você nem sabe se vai gostar de mim.

Mônica, 58 — Vamos nos ver numa confeitaria?

Paulo, 66 — Eu preciso ir ao Shopping comprar um chip.

Mônica, 58 — Resumo da ópera: voltei pior do que fui!

A experiência é de longe a pior de todas, o cara veio muito cheio de si, antes mesmo de eu conseguir me acomodar na cadeira, já foi logo dizendo que tinha me achado bonita e que tinha olhado meu corpo quando eu estava chegando, não precisava ter dito isso, me senti como uma peça de acém pendurada na vitrine do açougue, cheia de moscas em volta.

Paulo, 66, é um compêndio de machismo arraigado, vive cometendo machismos variados, não gostei dos termos da conversa dele, de cara quis pegar na minha mão, fingi que não percebi. Mania que esses caras têm

148

de ir pegando, como se eu fosse uma fruta na banca da feira. Eu estava já desconfortável, engatilhou um papo esquisito, como se eu estivesse lá para firmar um compromisso, assinar um contrato irrevogável, ele ditando regra: "Eu gosto de sair para dançar", "estou livre às sextas à noite, sábado eu passo com meus filhos, não saio aos domingos, pois é quando organizo minha semana, limpo meu celular". Conforme escutava os absurdos, tenho certeza que meus olhos reviraram.

Mônica, 58 — A gente nem se conhece, eu tenho os meus compromissos — A vontade era falar com todas as letras: "Nem a pau, Juvenal!".

Paulo, 66 — Nesse tempo que estamos aqui sentados, você não olhou nos meus olhos nem dez por cento do tempo.

Mônica, 58 — Oi? Você se sente à vontade para me regular? Você cronometrou? Nem tentou me conquistar, já quer me controlar? Você está me deixando constrangida, eu detesto ser cobrada assim.

Paulo, 66 —Não é para você ficar brava, é só para quebrar o gelo, vamos dar uma volta pelo shopping de mãos dadas?

Mônica, 58 — Não é assim que as coisas funcionam. Prazer em conhecer, tchau.

O cara é feio, malcuidado, cafona e cheio de nove-horas, porque se sente o maioral, um xarope, não teria rolado nada, Paulo, 66, não está maduro para relacionamentos contemporâneos, tentou me acompanhar até a garagem, mas eu não quis. Bloqueei antes de chegar ao caixa do estacionamento.

29

Bichos escrotos saiam dos esgotos

Luis, 57 — *Torço para que esteja tudo bem contigo. Gostei muito do seu perfil e espero que possamos descobrir afinidades e a partir daí, deixar acontecer.*

Bom, eu tenho 57 anos, sou formado em administração, acredito que tenho uma boa educação, não fumo, bebo socialmente, adoro música e literatura. Moro em Barueri SP e trabalho em Pinheiros / São Paulo, como consultor de empresas na área de gestão e administração.

Sou capricorniano e como tal, vou ser objetivo (espero que vc não se aborreça): Estou em busca de uma amiga para um relacionamento maduro e adulto, sem compromissos, sem chateações ou cobranças, mas com muito carinho, amizade, um bom papo etc., enfim, a parte boa dos relacionamentos.

Mesmo que você busque algo sério, por que não viver e aproveitar a vida, com um bom papo, momentos de prazer, relax e descontração, de uma forma adulta e responsável?

Bora pro Whats conversar?

Beijos.

Mônica, 58 — Sinceridade é tudo!

Mané, hoje ao abrir a rede social a saudade bateu forte, uma lembrança de 2018, uma série de fotos de nós dois, que a Marina tirou, nós juntos sob o sol alaranjado do fim da tarde, na beira do rio, sorrindo, estamos rindo, existe tanta intimidade e confiança nessa foto, nós dois juntos éramos invencíveis!

Você estava relaxado, tranquilo, cochichava segredos, desejos, lembro muito bem que você dizia que estava com vontade de transar, mas estava bêbado e chapado demais para isso, eu provoquei dizendo que se eu tirasse a roupa, as coisas mudariam de figura. Eu também estava bêbada, um pileque gostoso, flutuante.

Foi a última vez que jogamos uma partida de WAR em família, algumas rodadas de STOP, mas essas brincadeiras nunca acabavam bem, você e a Marina sempre foram tão competitivos para qualquer jogo com um vencedor no final.

Foram dias deliciosos, preguiçosos, um calor de rachar que suavizávamos mergulhando nas águas frescas do rio, horas esticados nas redes e nas espreguiçadeiras da varanda, o único plano era não ter planos.

Um ano que começou tão bem, tão cheio de promessas, naqueles dias acreditávamos que esse seria um ano espetacular, quase foi, teria sido se não terminasse como o ano mais triste da nossa vida.

Nós fomos felizes, uma felicidade viva, cheia de desafios que superamos com criatividade, determinação e muito amor, tanto amor que a gente nem percebia o tamanho dos desafios.

Você era sensacional, mas custava a acreditar no seu potencial e eu amava isso em você, o seu potencial e sua dificuldade em enxergar isso.

Você percebe, Mané, nunca vou deixar de amar você, mas preciso seguir em frente, pelo menos conhecer outras pessoas, pois ninguém é feliz sozinho, está difícil viver nesse isolamento interminável.

Luiz, 57 — Seu sorriso é cativante, vamos almoçar no shopping?

Mônica, 58 — Tenho minhas restrições a shoppings, mas boas experiências com almoço.

Luis, 57 — Nos encontramos no Starbucks, às 13h.

Mônica, 58 — Achou estranho, mas como o estabelecimento fica na entrada do estacionamento, ao lado de um restaurante bacana, achou que era apenas o ponto de encontro, mas não há nada ruim que não possa ficar pior. Essa frase está virando o meu lema — Luis, 57, estava me esperando no café, achei que iríamos almoçar, no restaurante, ele me ofereceu um café, o muquirana, antes que o café chegue, começa a bater a mão na mesa olhando para mim, querendo que eu lhe dê a mão.

Mônica, 58 — Constrangimento total, o que será que passa na cabeça de um idiota desses? Eu com fome, pois não teve almoço nenhum, me convida para dar uma volta no shopping, olha a armadilha aí, gente!

Fomos andando em direção à escada rolante, meu estômago roncando e eu sem conseguir manter o meu carisma habitual, eu com fome sou a pessoa mais sem carisma do mundo, só falta eu rosnar, é possível que eu rosne de fome.

Mônica, 58 — Por aqui só tem estacionamento.

Luis, 57 — Estou indo embora.

Mané, se prepare, porque, de todas as situações inusitadas, essa é sem dúvida a mais estranha de todas, a conversa com Luis, 57, foi horrível, ele tamborilando a mesa, querendo pegar na minha mão, sem nem me dizer que eu era linda? Além da demonstração de muquiranice, quando soube que sou revendedora de equipamentos de tecnologia, me disse que, quando entrou na empresa da qual é CEO, passou a adquirir os computadores mais baratos do mercado para os funcionários, fiquei pasma, que falta de visão! Quando estávamos quase chegando no estacionamento o sem graça me puxou para perto do canto, entre a porta da garagem e o vaso com uma palmeira anã, eu estava constrangida, achando aquilo esquisitíssimo, não contente o idiota tenta me agarrar? Que será que ele imaginou que poderia acontecer? Que eu ia me derreter toda para ele e retribuir o abraço com um beijo apaixonado? Relacionamento adulto e responsável como ele propôs, só existe se for pautado pelo combinado, conversa, jogo aberto.

Mônica, 58 — Ei! — eu gritei.

Luis, 57 — Calma, não precisa se assustar! — quis se justificar.

Mônica, 58 — Não estou assustada não, cara, estou puta da cara — sai andando, sem me despedir, nem me virar para ver a cara do babaca.

Mané, fiquei atordoada, não lembrava onde tinha deixado o carro, sabia que era em outra entrada, pensei em entrar em um restaurante e pedir um almoço, vaguei pelo shopping até que parei na frente de uma vitrine de uma loja de sapatos, precisei comprar uma sandália, pois o mínimo que eu posso fazer é me presentear depois de um perrengue desses!

Antes de sair do shopping, mais um bloqueado em todas as instâncias.

Duas experiências terríveis, uma seguida da outra, eu mereço!

Deve ser para me manter bem acordada!

Acho que as meninas da ginástica chegam a duvidar de mim, quando eu conto elas dão risadas das minhas desventuras, fazem comentários espirituosos, mas elas sempre têm uma palavra de apoio, elas concluíram que eu não devo ficar ansiosa, que esses encontros frustrados estão sendo positivos, afinal estou tendo a oportunidade de saber exatamente o que eu não quero.

A arte de seguir em frente

Assim está claro, na hora que o cara certo aparecer, saberei quem ele é.

Mané, saudade de você! a essas alturas do ano estaríamos bem de boa na beira da lagoa, literalmente! Falando besteira, jogando conversa fora, talvez você estivesse me oferecendo um baseado. Você sempre disse que fumar um baseado no meio do mato era sempre o melhor baseado! Pena que eu nunca me dei bem com maconha.

Quantas vezes eu experimentei? Umas três ou quatro?

Nós já namorávamos fazia um tempo quando fomos passar aquele feriado na fazenda do Silvinho, naquela época ele namorava com a Trude, nós estávamos sempre juntos. Você e o Silvinho tinham ido até a cidade fazer compras e nós ficamos.

Fato inacreditável, eu nunca liguei para o fato de você fumar maconha, mas a Trude estava inconformada, pois o Silvinho tinha levado um pouco de erva na bagagem.

Eu estava na sacada, estirada na rede, lendo, havia encontrado um livro da Simone de Beauvoir dando sopa numa prateleira, estou me perguntando até hoje como um exemplar de *A mulher desiludida* estava jogado naquela prateleira, quem o teria levado até lá. Foi uma leitura fundamental em minha vida.

Aí que a história começa a ficar inacreditável, Trude veio reclamar da maconha que o namorado dela tinha levado para o feriado no meio do mato, propôs que fôssemos até o curral, pois havia pegado um tanto para fumar, até hoje eu não entendi direito por que ela queria fumar a coisa da qual ela estava reclamando, pela qual vivia implicando com o namorado.

Mané, na hora não pensei em nada, nem em questionar o absurdo que ela estava prestes a fazer eu cometer, apenas fui com ela.

O curral ficava num morro, nos sentamos encostadas na parede lateral, um espaço cimentado, ali entre a parede e o final das telhas, eu não sei o nome disso. De onde estávamos, víamos o pasto, o outro lado do vale, uma estrada de terra.

Trude, com destreza, *dichavou*, apertou, enrolou e acendeu o bamba. Se dependesse de mim, ninguém teria fumado nada, pois eu não tenho essa habilidade.

Deu dois peguinhas e me passou a bomba — "tó, não quero mais" —, eu sem paciência com frescura, careta convicta, nunca tive nem curiosidade para experimentar, achava fedido, peguei o beque como se fosse um cigarro

153

comum, daqueles fracos sem gosto que o pessoal fumava naquela época, fumei sem pressa.

Enquanto eu dava conta do cigarrinho do diabo, jogando conversa fora, caiu uma chuva forte, estávamos protegidas e logo parou, abriu o sol.

Um arco-íris se formou, vi uma vaca, no outro morro, correndo para o arco-íris e pulando na poça de água de onde o arco-íris começava. Acho que nunca tinha visto o começo de um arco-íris, nem uma vaca pulando numa poça.

Trude, como profunda conhecedora de meteorologia e chefe da missão, dona do rolê, decretou que estava na hora de ir embora.

Fomos andando pela estrada de terra, voltou a chover, uma chuva muito forte. Trude me disse que se começasse a relampejar deveríamos agachar e esperar.

Mané, você lembra como a Trude era comprida? Ela tem uns dois metros e meio de perna, me sentia uma anã ao lado dela, comecei a correr atrás dela, pedi que ela fosse mais devagar, mas ela me garantiu que eu estava correndo, eu não sentia minhas pernas, parecia que eu estava flutuando, a chuva batia no meu rosto e eu não conseguia enxergar direito, eu via os pingos de chuva vindo em minha direção.

Não sei quanto tempo levou para chegarmos em casa, parecia uma eternidade.

Quando chegamos, você e o Silvinho estavam nos esperando na varanda, ele espumando de raiva e você ria da minha cara.

Eu sentia fome, comi o pão doce que eu e a Trude tínhamos feito mais cedo.

Peguei o livro para ler. Eu flutuava, eu falava com você, pedia para me segurar no chão e você não parava de rir.

O resto do feriado foi um desastre, os dois brigando, o Silvinho bravo comigo, pois eu fumei a erva toda e você rindo da minha cara, depois disso só fui dar um peguinha de novo nessa nossa temporada na beira do rio, mas eu não vi vantagem, prefiro uma caipirinha, é mais doce e refrescante.

Quando você se deu conta que seu tempo estava acabando, você foi senhor de si, chamou as pessoas que você queria ter por perto, se despediu de todo mundo, falou coisas tão lindas para cada uma delas. Enalteceu as qualidades de cada um, todo mundo saiu de lá te amando de verdade. Cuidou de tudo, não deixou nada para trás. Você era um ser iluminado, não acreditava nisso, mas era!

A arte de seguir em frente

Para fechar com chave de ouro e deixar sua marca nesse mundo, pediu para as meninas assarem, conforme suas instruções minuciosas, e serviu cookiconha para a galera toda, você era debochado demais!

Até hoje tem gente contando os efeitos dos seus cookies, virou lenda. Aliás, na próxima festa da firma, serão servidos cookiconhas em sua homenagem, já está combinado.

Você tinha voltado do hospital, precisei ir ao banco.

Quando voltei, tinha um monte de visita em casa, entrei na cozinha e vi vários tabuleiros de seus *cookies* esfriando em cima da bancada, a Martinha tinha feito e saído.

Juntei tudo para esconder das visitas mais caretas, mas eu estava atrapalhada e deixei uma forma cair no chão, mais que depressa recolhi tudo, eu não tinha almoçado, os pedacinhos menores fui colocando na boca, nem pensei que aquilo não era comida.

Depois que as visitas foram embora, servi o jantar e sentei para ver o jornal com você, você estava sentado numa ponta do sofá, eu com os pés no seu colo, a Martinha na nossa frente na poltrona.

De repente, senti uma coisa, que me fez levantar de uma vez do sofá, como se fosse um foguete sendo lançado dentro de mim. Veio do estômago para a cabeça. Você, Mané, na hora me perguntou se eu tinha comido os *cookies*.

Eu estava baratinada, só tinha um pensamento: "Meu marido está moribundo, à beira da morte e eu estou chapada e maluca.". Segurei a Martinha pelas mãos e pedi que me ajudasse, ela me orientou, eu deveria deitar e esperar, deitei, precisei dar as instruções dos próximos remédios, porque eu estava louca, mas ainda tinha responsabilidade.

Deitei de novo, fechei os olhos, me concentrei, respirei profundamente, abri os olhos, tinha passado trinta segundos, me apavorei, imaginei nunca mais recuperar minha pouca sanidade, aí você veio se deitar e me pediu para fazer cafuné, eu não podia me mexer. Você riu muito de mim. Passei uns três dias meio troncha. Sabe quando vou usar maconha de novo? Isso, nunca.

Tem gente que viajou para a Holanda, mas não conseguiu os mesmos efeitos proporcionados pelas seus cookiconhas em nenhum *coffeeshop* de Amsterdã.

Outro dia um cliente reclamou: eu sinto saudade do Mané. Tive vontade de oferecer um lencinho para o maluco, o que ele acha que eu sinto?

NOTA MENTAL# – para encontrar namorado

Não crie expectativas, o cara certo existe, mas você ainda não o encontrou.

Tudo tem seu tempo, você tem seu tempo, carente sim, desesperada, nunca!

As feridas ainda não cicatrizaram.

Cookies com gotas de chocolate

2 xícaras de farinha de trigo, 3/4 xícara de açúcar mascavo, 3/4 xícara de açúcar cristal (se não gostar de coisas muito doces pode colocar menos), 2 ovos grandes (se forem pequenos 3), 2 colheres (sopa) de margarina, 1 colher (sobremesa) de fermento em pó, 1 colher (sobremesa) de essência de baunilha, 1 pitada de sal, 300 g de chocolate meio amargo picado.

Reserve chocolate meio amargo.

Em uma tigela (de batedeira) bata o ovo, o açúcar e a margarina, até virar uma mistura homogênea. Acrescente a farinha de trigo, o açúcar mascavo, o açúcar cristal, a essência de baunilha e o sal. Bata o suficiente até virar uma massa homogênea e meio durinha (cerca de 3 minutos). Coloque dentro dessa massa metade dos cubinhos de chocolate meio amargo e bata pouco, apenas para misturar, até que eles se escondam dentro da massa. Coloque o fermento por último e misture o menos possível, pois quanto mais bate, mais ele perde seu efeito. Unte uma forma e com uma colher faça bolinhas com a massa na forma. Tente deixar uma boa distância entre eles, pois no momento em que assam se espalham para os lados. Leve para assar em fogo médio por uns 5 minutos e espete com um garfo umas três vezes para ver se está bom, ele provavelmente sairá sujo, pois o chocolate derrete, fique atento à massa, ela tem que estar fofinha, e não mole. Quando retirar as formas ainda quentes, coloque alguns cubos de chocolate amargo sobre os cookies para que eles derretam.

Sirva frio. Guarde em pote bem fechado. Acompanha deliciosamente sorvete.

A arte de seguir em frente

(Haha! Te peguei! Alguém achou que eu ia colocar aqui a receita dos cookies do Mané? Não vou ensinar como fazer os biscoitinhos batizados, pois eu sou uma pessoa responsável, a receita vai ficar bem guardada aqui na minha cabeça, na verdade eu nunca fiz os tais cookiconhas, quem sabe a receita são as meninas.)

30

Expectativa zero, um café a mais não faz mal

Motas, 64, um texto debochado na bio, diferente de todas as outras, esse se declara sem bens, sem patrimônio, sem moradia fixa, apesar de morar no Rio, estava a quatro quilômetros de mim, combinamos um café aqui perto. Como eu sei que esse não vai vingar, pois eu não tenho condição de um namoro à distância, encarei Motas, 64 como um *Friendate*.

Primeiro dia útil do ano, quase todos os lugares possíveis estavam fechados, ele avisou que não estava conseguindo um táxi, eu, agindo contra todas as regras que eu mesma inventei, fui buscá-lo paramos na padaria mais próxima.

Motas, 64 — Eu ia voltar para o Rio hoje, mas está tão bom aqui que vou desmarcar o embarque, viajo amanhã — Ficamos na padaria conversando, sem nenhuma expectativa, Motas, 64, embarca amanhã.

No outro dia, já estava de pijama, pronta para ir dormir. O telefone tocou.

Motas, 64 — Quando estávamos conversando, você deu uma risada e abriu os braços, aí me apaixonei por você, quer namorar comigo?

Mônica, 58 — Eu estava exalando meu magnetismo pessoal – tive vontade de dizer, só consegui sorrir.

Motas, 64 — Vamos viajar para o Ushuaia? Casa comigo?

Mônica, 58 — Eu sou sensacional — eu sabia, sempre soube.

Motas, 64 — Vem passar um tempo aqui em casa, uns quinze dias, o tempo que você quiser, mas venha, não demore.

Mônica, 58 — Me deu um negócio, acho que uma descarga de adrenalina misturada com hormônios em plena atividade, fiquei com vontade de ir, mas me faltou coragem para aceitar. Não sabia o que responder — Preciso me organizar por aqui.

Motas, 64 — Não me enrole, quero te abraçar.

Mônica, 58 — Vou passar o seu aniversário aí, que tal? — saída triunfal, fala sério, melhor ideia da temporada. — Quando é seu aniversário?

Motas, 64 — Oba! Faço 65 no dia 20 deste mês — Eu só não contava com o impossível, o aniversário dele é daqui a 12 dias, eu não podia olhar na rede social?

Mônica, 58 — Não contava com isso!

Fui olhar os preços da passagem. Como eu precisava tomar uma decisão, resolvi me consultar com uma cartomante, eu estava buscando autorização.

"Você é controladora, aceite os rumos da vida, não coloque empecilhos. Acolha seu lado 'sombra', olhe para seus medos, receios e inseguranças de frente, pois formam quem você é também. Busque se amar e se aceitar por inteira, cuide bem de você, desapegue de resultados e metas que te levem a focar somente no resultado externo e viva o prazer que o aqui e agora te proporcionam. Viva o momento presente com consciência de que é o mais real e concreto que você tem em mãos. Viva uma vida de amadurecimento, descobertas e amor, muito amor, siga seu caminho com passos firmes. A vida está aí para ser vivida", ela disse.

Minhas expectativas são tão altas que fica difícil a realidade da vida alcançar.

Motas, 64 — Só penso em você.

Mônica, 58 — Chego dia 18, embarco às 22h30.

A cartomante disse que minha carta era *"O Cavaleiro de Copas — O conselho é aqui claro e direto: seja gentil. Faça com os outros aquilo que você gostaria que fizessem a você. Exercite ao máximo a sua capacidade de compreensão, de gentileza, conquiste as pessoas com atos singelos.*

Tudo o que você precisa, neste momento, não é pedir amor. É dar este amor, sem criar expectativas de retorno. É quando você parar de cobrar que receberá tudo o que almeja. Você sofrerá testes, no que diz respeito à capacidade de agir de forma compreensiva e gentil.

Resista à tentação de pôr pra fora agressividade e grosseria. O uso da palavra delicada, neste momento, faz toda a diferença!

Conselho: Exercite ao máximo a gentileza.".

Mané, aí eu entendi tudo, tudo fez sentido, acreditei que eu tinha encontrado o tal Cavaleiro de Copas, ele é o meu par.

Motas, 64 — Bom dia, você vai tomar café na cama ou vai levantar?

Mônica, 58 — É assim que eu quero ser acordada todo dia quando eu estiver aí.

Motas, 64 — Quando você estiver aqui, não vou deixar você dormir.

Mônica, 58 — Não prometa o que você não pode cumprir.

Motas, 64 — Eu não vou dormir enquanto você estiver aqui.

Mané, faltam menos de dez dias para o embarque, o ritmo foi esse, passei os dias no celular, escrevendo e falando por chamada de vídeo.

Quando eu tenho atenção total, eu fico feliz e realizada, nem lembro de nada.

Por estar enamorada, estou completamente passional.

31

TED/DOC ou PIX emocional

Já que a fila anda, apaguei todos os contatos de Crushers frustrados e frustrantes e consequentemente conversas com caras que não renderam. Por que ficar carregando esse monte de encosto virtual no meu celular? Na minha cabeça?

Na reunião virtual das amigas do maternal, trocamos muitas ideias, pedi conselhos e dei meus pitacos, preciso que elas me escutem, acho que eu também preciso me escutar para decidir o que fazer.

Algumas de nós estão se sentindo jovens, dispostas a experimentar um tal de livre exercício da liberdade. É reconfortante saber que outras pessoas também acreditam nessa possibilidade.

Contei para todo mundo que eu estava namorando! Para as amigas da praça, para as amigas do maternal.

Todos foram unânimes, me deram a maior força. Disseram que meu sorriso estava iluminado. Para as meninas do maternal, contei as novidades, pesquisamos o endereço do Motas, 64 no Google Maps. Ele mora no Catete, já tinha me mandado uma foto, a localização, me mostrado tudo, cada cômodo numa das ligações por vídeo que fizemos.

O Catete é um bairro tradicional do Rio de Janeiro, na Zona Sul.

Motas, 64, me faz ligações de vídeo para me dar bom dia, e me diz: "Vem tomar o café comigo", eu levanto, passo um pente no cabelo e vou fazer o meu também, além dos recadinhos fofos durante o dia, muitas conversas durante a noite.

Almoçamos juntos, jantamos juntos, o celular na mesa e o papo corre solto, quando eu chegar lá, ele vai fazer um macarrão carbonara com limão, que ele inventou. Ai que delícia!

Ele me disse que estava fazendo propaganda de mim, que se sentia um adolescente. Tudo correndo às mil maravilhas, uma semana gabaritada, cem por cento de aproveitamento!

Deu *match* de verdade.

Mais uns dias estarei nos braços dele.

Minha mala já está pronta, mas eu não contei, ele não precisa saber que eu estou assim tão ansiosa.

NOTA MENTAL# — nem quero falar muito para não estragar.

32

Perigo. Perigo. Perigo

Motas, 64 — Minha ex, a psicanalista, está com câncer, ela quer que a acompanhe no dia do exame.

Mônica, 58 — Quando apaixonada, a dislexia fica atacada, como se fosse uma alergia, não lê as mensagens, sempre acha que entendeu. (Eu estava achando estranho, que a ex-psicanalista estivesse doente e pedindo para ele acompanhá-la nos exames, quase sugeri que ela fosse procurar um hospício antes e se interne imediatamente, me abstive, pois estou carismática, civilizada e maravilhosa.)

E assim tudo começa a ficar estranho, do nada, sem mais nem menos.

Começou com apenas uma sensação, nada de mais, uma pulga atrás da orelha? Se eu não transformasse tudo que eu vivo em grandes eventos, grandes cataclismas, talvez nem tivesse percebido.

Reli o que havia conversado antes, pelo aplicativo de mensagens. Não vi nada que me levasse a crer no iminente fracasso do caso amoroso recém-iniciado, fadado ao fracasso, à frustração e mais um pouco de coração destruído.

Depois de reler a conversa toda, mais de uma vez, eu entendi: existe uma ex-mulher, existem muitas ex-mulheres, elas podem formar uma associação, com hierarquia, cargos e tudo que uma associação necessita dado ao número de membros, essa alcançou o título mais recentemente, parece que ela está doente e está exigindo atenção.

A profissão dela era só um detalhe, talvez um discriminativo, afinal são tantas que é preciso diferenciá-las, que se misturou na minha cabeça.

Motas, 64 — Estou abalado, pois nunca tinha vivido alguma coisa parecida com alguém tão próximo.

Mônica, 58 — Achei estranho, quase comentei: com tanta ex-mulher nunca aconteceu nada? Mas certos comentários a gente guarda se não quer começar uma discussão, quase falei para ele: "se você quiser te dou uns toques, como lidar com a iminência da finitude, da perda, da morte", mas o modo encantadora não permite certos comentários.

Mané, pensa numa noite de conversa sem pressa, com declarações, com planos, tudo, dormi com a certeza de que estava tudo bem, que eu era especialista em procurar pelos em ovo.

Talvez a forma de contar assim meio por cima, *en passant* uns dias antes, causando desentendimento, tenha sido uma estratégia consciente de não tocar no assunto de maneira realista?

Motas, 64 — Fui conversar com ela, não estou bem.

Mônica, 58 — O que nos nossos planos mudou, devo mudar minha passagem?

Motas, 64 — Não sei, para tudo.

Mônica, 58 — Isso acaba comigo, a inconstância me desgasta, fico exausta. Não deveria, afinal é um namoro virtual com uma passagem de avião para daqui há 6 dias, por enquanto, mas um pouco de racionalidade não faz mal a ninguém.

Mônica, 58 — Vamos esperar um pouquinho sem entrar em parafuso?

Motas, 64 — Vamos

4ª feira

Motas, 64 — ... — silêncio.

Mônica, 58 — Se combinar direitinho todo mundo se diverte e ninguém se machuca — Em surto, desde a hora do almoço. Depois do jantar, quando uma azia terrível estava me consumindo, apareceu a Margarida.

Motas, 64 — Que dia você chega? — estava atordoada, pensando na passagem de avião que eu comprei. Relaxei. Achei que eu estava vendo coisas, exagerando, como sempre.

5ª feira

Conversa só que por mensagem, até que o telefone dele começou a pifar. A cada cinco minutos, ele dizia que a bateria estava acabando, depois volta.

Em seguida ele disse que estava com dor de cabeça.

Mandou foto de um aparelho de pressão: 17/11, ataque cardíaco? De amante sedutor passou a pré-óbito sem aviso prévio?

6ª feira

Motas, 64 — O celular morreu — ligação pela rede social, não sabia que dava para ligar pela rede social. Colocou foto na rede social do celular morto sobre a mesa, com a legenda: "Morreu, se quiserem falar comigo, só por aqui", como ele tirou foto do celular morto? Pela câmera do computador? Fica a dúvida.

Motas, 64 — Preciso entregar um trabalho nas próximas horas, estou com o prazo estourado, à tarde vou comprar um celular novo e te ligo.

Motas, 64 — Não ligou.

Mané, como ele tinha me pedido para levar uma encomenda e não dava notícias desde às sete e meia da manhã, lá pelas oito da noite, mandei uma foto (uma das promessas que eu tinha feito, nunca mais comprar cigarro para homem nenhum, quebrei, comprei palheiro para ele).

Motas, 64 — Emojis e fotos de uma rua e disse que estava na rua e logo me ligava. Sumiu.

Umas onze da noite

Mônica, 58 — Você está seguro em algum lugar — na última atualização ele estava numa rua deserta, eu já em surto com a vista turva e respirando com dificuldade.

Motas, 64 — A pressão está alta, peguei no sono, o celular não está funcionando direito, me entregaram o carregador errado, amanhã tenho que voltar na loja. — Entregaram o carregador errado, como isso é possível? O celular não estava funcionando ou era falta de bateria? Que tipo de celular ele comprou?

Sábado, faltando dois dias para meu embarque

Mônica, 58 — Acordou positiva, imaginou que essa tivesse sido uma semana complicada (A Pollyana aqui acordou e escolheu um par de óculos com lentes cor-de-rosa reforçadas e decidiu seguir vendo a vida em rosa. Tudo lindo, nada pode dar errado. Ela sempre escolhe essa maneira de ver a vida – em rosa.), me convenci que era tudo minha imaginação aumentando as coisas.

33

Lembre-se de quem você é

Mané, não fui feita para ser a outra, aliás nem nunca existiu a palavra "outra" na minha vida, no meu dicionário, essa possibilidade não existe no meu universo. Só o número um me interessa. Aliás, não existe número na minha vida, fui feita para ser única, essa é a única possibilidade, meu nome é Mônica – única. Aprendi isso logo cedo.

Eu sempre gostei de escutar as histórias cochichadas, pelos adultos, principalmente quando as mulheres me diziam: *"Mônica, vá brincar, isso não é conversa de criança ouvir.".*

Era o que bastava para aguçar minha curiosidade e meu ouvido sempre foi bom. Ouvia os menores sussurros das conversas cochichadas pelas visitas na sala de estar.

Às vezes pergunto para minha mãe alguma história, mas ela não lembra, diz que nunca ouviu tal história, mas eu lembro.

Acho que eu tinha um pouco mais de cinco anos, quando escutei essa história, não foi uma vez só, esse caso foi tópico de muitas conversas ouvidas por trás das portas, escondida atrás da curva da escada. Eu fingia que ia para o meu quarto, sentava no degrau que ficava fora do campo de visão dos adultos na sala, lugar perfeito para me manter a par de tudo.

Essa mulher, acho que era uma amiga da minha mãe, não sei bem, mas virou minha heroína, a primeira da minha vida.

Era uma moça, bem nascida, bem criada, casou-se nova, teve uma fila de filhos, eram quatro eu acho, talvez estivesse grávida do quinto. Você conhece essa história, Mané.

Naquele tempo, a mulher não trabalhava fora, cuidava da casa, dos filhos e do marido.

Um dia começou a achar que o marido estava meio estranho, umas atitudes duvidosas, de início não ligou, estava ocupada com outras coisas, um monte de crianças e todas as demandas para mantê-las alimentadas e minimamente sob controle, no caso.

A pulga começou a chiar atrás da orelha, para desencargo de consciência, a moça resolveu dar uma verificada, naquele tempo nem todo mundo tinha telefone em casa e era preciso conhecer os números.

Ela deu lá o jeito dela, conferindo no serviço do marido, ele estava comendo fora, com mais frequência do que ela imaginava.

Era uma moça boa, não boba. Preparou tudo e esperou.

Um dia, no final da tarde, o marido chegou em casa meio afobado, sabe? Uma agitação disfarçada, um pouco alvoroçado. Avisou: "só vou tomar um banho e vou sair, não precisa me esperar para o jantar!". Ela não ia esperar, achou ele animado demais.

Ele saiu, banho tomado, vestido, perfumado, tudo nos trinques, parecia que ia a um baile.

Ela juntou a bagagem, os quatro filhos, mamadeiras, remédios, fraldas e tudo, chamou um táxi, se enfiou com as crianças e tudo no carro e foi para onde seu marido, havia tempos, vinha se refastelando.

Pediu para o táxi esperar.

Desceu do carro com as crianças e a bagagem.

Tocou a campainha, uma mulher apareceu, não deu tempo nem de piscar, a moça muito educadamente disparou:

"Aqui estão as crianças – empurrando todos eles porta adentro –, aqui estão os remédios que o menor tem que tomar – entregando um saco de papel com os medicamentos dentro –, as mamadeiras estão ali na sacola, a escola dos maiores começa às 7h30.".

Com todo sangue frio que foi capaz de juntar em suas veias, virou as costas e foi embora.

Em casa, não deu tempo de sofrer, em minutos, estavam todos em casa, fraldas, remédios, mamadeiras, crianças e o marido.

Ela serviu o jantar, parece que nunca mais tocaram no assunto, nem o marido foi experimentar o cardápio fora de casa.

Conheço outras histórias mais radicais, também, a mulher que pegou o marido com a amante dormindo na sua cama, não teve dúvida, encheu a mão da mulher de cola-tudo e colocou a mão da mulher no dito-cujo do marido, eles precisaram de atendimento médico para desgrudar as coisas. Parece que levou meses até que a pele do pênis do marido se recuperasse.

Outras versões que incluem facões, tesoura de grama, também conheço, mas acho que deu para ter uma ideia das possibilidades!

Mané, você se divertia com minhas ameaças e ainda dizia que eu ficava bonitinha quando estava brava, não é mesmo? Machista essa afirmação, mas dentro do contexto é aceitável. Se eu quando era novinha já ficava ligada, imagine só agora?

34

Relógio de ponto

Sempre soube, sempre senti, em nenhum momento tive dúvida, você nunca me traiu, um dia no hospital você mesmo me garantiu que nunca me traiu, eu acredito, mas eu sempre fui dramática, mas era puro deboche, nosso trato era sério.

Baseada na história da mulher que levou as crianças na casa da outra, sempre calculei que você não tinha tempo hábil para me trair, saía de casa todo dia lá pelas oito e pouco da manhã, voltava, dependendo do dia, entre cinco e seis e meia, se você fosse fazer alguma visita a cliente, voltava antes, você nunca chegava em casa depois das sete.

Você chegava em casa sempre antes que eu.

A vida toda você brincou comigo, dizia que eu era muito brava, tinha medo de arriscar! Isso mesmo, o medo fortalece o caráter.

Toda essa história servia bem com você, sempre achei que eu era imune a esse tipo de acontecimento, ingenuidade, eu concordo.

Para minha surpresa a outra era eu, aliás eu entrei numa barca furada, sem saber, se eu soubesse que a barca estava tão arregaçada, eu não teria entrado, claro, quem vai entrar numa fria por opção? Concordo que me faltou um pouco de atenção ao resultado das pesquisas iniciais, acho que não dá para considerar pesquisa, não fiz PIX, eu nem olhei as redes sociais, olhei mas não vi! Não prestei atenção a detalhes que estavam lá para quem quisesse ver. Eu não vi, ou não quis ver? Eu vi sim, até achei umas fotos interessantes, só não pensei que as fotos eram daquela passagem de ano.

Estava tudo lá, gritando para mim.

O fato é que não me atentei às datas, nem aos detalhes revelados na conversa na padaria. Se tivesse prestado atenção, teria ligado lé-com-cré e não teria caído do cavalo como já tinha caído, não sabia, devia estar desacordada para não notar.

Sábado

Mônica, 58 — Bom dia.

Motas, 64 — Estou saindo para trocar o celular — Puff, sumiço total...

A tal ex, é conhecida de uma amiga do maternal, a Marinha, aliás minha primeira amiga da vida.

Com ela aprendi a desenhar o homem da cabeça quadrada, hoje consigo até reconhecer como uma das fases do desenvolvimento do desenho, eu tinha uns cinco anos, e fazer "plics-plics em você", que consistia em dar uns petelequinhos no olho do outro, que hoje não se pode considerar brincadeira, já que normalmente o outro saía machucado.

Pedi um help, a Marinha me deu o melhor suporte que eu poderia desejar, fez pesquisa e forneceu informações.

Às sete da noite, eu já estava enfartando fazia tempo.

Mônica, 58 — Tudo bem com você?

Motas, 64 — Estou na rua, nos falamos mais tarde — com uma *selfie*, a resposta ideal daqueles que estão completamente autocentrados, que se reconhecem como o centro do mundo.

Como ele não apareceu, lá pelas onze, sem concentração para assistir nada na televisão, sem conseguir ler uma linha sequer, fui me deitar, tentei exercícios de respiração, fiz a série completa para acalmar, depois os de concentração, mas, como nada fazia efeito, apaguei a luz.

Não preguei o olho, quase duas horas da madrugada, depois de muito me controlar, abri a rede social, nem precisei pesquisar, a primeira coisa que eu vejo é que ele está num espetáculo, postou vários trechos de uma banda tocando, para minha surpresa, antes disso ele tinha postado uma foto da tal ex, tirada no mesmo dia, mais cedo.

Sujeita sem graça, sem cor e sem charme, na foto ria um riso forçado. Eu achei forçado. Resolvi fuçar nas redes sociais dele, não ia conseguir dormir, já estava sem respirar.

O que eu vi? Muitas, muitas fotos dela.

Existem duas possibilidades: ou ela aparece nas fotos com o riso forçado ou a cara depressiva desinteressada, blasé.

É bonita? Não, esquisita, falta-lhe borogodó, um pouco de borogodó é mais importante que a beleza. A beleza precisa de borogodó para poder ser considerada beleza. Estou julgando sim. Estou com raiva, me sentindo uma idiota.

Domingo, acordei cedo, o aplicativo de mensagem acusava que ele não olhava mensagens desde às 20 horas do dia anterior, minutos depois de ter me mandado a foto.

Morreu? Coma alcoólico, talvez?

Mônica, 58 — Bom dia.

Motas, 64 — ....

Falei com a Marinha, ela se ofereceu para ligar para a esquisita e contar tudo.

Pedi que ela desse um tempo, parei de mandar mensagem, ele ainda ia aparecer. Além de não fazer meu estilo, se fosse o caso eu mesma ligaria, mas ligaria para ele.

A rede social, na hora do almoço, me contou, pois a postagem dele apareceu no meu mural, almoçou no restaurante O Caraminguá, ou O Carrancudo ou O Caranguejo, não sei bem, em Copacabana, informações oferecidas pelos fragmentos do guardanapo e na xícara de café da foto que ele postou.

Provavelmente com a ex. Muito possivelmente um almoço de reconciliação, pelas reações e comentários efusivos dos amigos, só podia ser isso.

Ou seja, o pior de todos os foras que eu já tomei na minha vida, não que eu tenha levado muitos foras. Nem na alta adolescência levei um fora dessa magnitude, nunca nenhum maluco foi tão cafajeste como esse. Nunca pensei que pudessem existir tantos homens desequilibrados, egoístas, vaidosos e inconsequentes! Parece que quanto mais velho, pior fica.

Vai ver por isso ele se relaciona com a psicanalista, assim eles se relacionam enquanto fazem terapia, deveriam se internar num manicômio matrimonial, estou sendo bastante cruel, mas é assim que estou me sentindo, sem vontade de ser boazinha e compreensiva, correta, desde quando cornuda precisa ser compreensiva?

Pedi que a Marinha olhasse o perfil da ex, pois no perfil dele eu tinha visto que havia muitas fotos recentes dos dois, da passagem do ano, na região serrana do Rio, numa paisagem bucólica, ou seja, nos conhecemos dois dias depois dessas fotos, se isso fosse verdade, não tinha dado tempo emocional nem de mudar o status dela para ex.

Segundo a Marinha, no perfil dela, não tem nada, só fotos do gato dela.

Ou seja, Motas, 64, apesar de ser culto, inteligente, viajado, não tem a mínima responsabilidade emocional com ninguém, foi ele que me disse que queria namorar comigo, ele me convidou para passar o aniversário dele em sua casa.

Eu estava contente em ter ficado amiga do cara. Estava bom para mim.

Observação realista da voz da consciência: o cara é narcisista e egocêntrico, não enxerga nada além dos poucos centímetros do próprio pinto! Por mais que seja bem dotado não chega a quinze centímetros (Mané, precisei pesquisar, segundo um estudo sistematizado que colheu dados de quase 16 mil homens ao redor do mundo, as medidas para o comprimento, em média são: 9,16 cm enquanto flácido; 13,24 cm enquanto esticado e 13,12 cm ereto. Essa mensuração foi feita na face dorsal do pênis, desde o osso pubiano, até o orifício uretral externo.)

Queria namorar com você? Por que propôs casamento? Mais ainda, por que insistiu tanto para você ir para ficar na casa dele? Ele não soube se expressar ou você não está atualizada no vocabulário? Foi irresponsável e depois não sabia como se livrar da encrenca?

Mônica, 58 — Respirou fundo e decidiu que queria entender o que estava acontecendo, pesquisou os perfis de Motas, 64 e da Vesga Azeda, muitas fotos depois, descobre que, além dela ser sem graça, esquisita e monocromática, ela só tem duas expressões, o riso forçado e a cara depressiva. Só isso.

O que me machucou foi a falta de consideração. A Mara G, outra amiga do maternal, psicóloga renomada, me disse que a culpa é o orgasmo da sombra! Acho que certas sombras estão se refastelando.

A minha sombra está bem quieta, aqui não cabe culpa de espécie alguma, não estou me sentindo culpada de ter entrado de gaiata no navio, entrei por engano, eu queria viver uma paixão, conhecer um novo amor, Motas, 64, um cara charmoso, inteligente e interessante, me pareceu confiável, eu não tinha como saber que o cara era uma fraude em várias línguas, me sinto como se estivesse descascando batata no porão dessa barca furada, clandestina e à deriva.

Tão dissimulado que todas as fotos que ele colocou no Crusher foram tiradas pela Vesga Azeda. Como eu sei? Estão todas na rede social em sequências que ela também aparece, acho que por isso as fotos dele são todas bem boas, fotos de uma mulher apaixonada, sem borogodó, vesga, azeda mas apaixonada.

Mônica, 58, chorou de raiva, pois Mônica, 58, não se lamenta, ela levanta, sacode a poeira e dá a volta por cima, mas antes descarrega a raiva.

Passou a vontade de chorar, a raiva não, já tinha me conformado, tomei um banho para tirar a nhaca, vesti meu pijama e me enfiei na cama. Não queria nem ligar a televisão. Ia dormir antes das sete da noite, melhor que tomar um porre, pois teria que sair para comprar bebida.

Motas, 64 — Você pode falar? Posso te ligar?

Mônica, 58 — Claro — Antes de atender troquei o pijama por um vestido que tinha comprado para minha aventura na baía da Guanabara. Lindo com um decotão bem exuberante, dei um jeito no cabelo e ativei o modo exalando charme e sensualidade.

Motas, 64 — Passei o dia avaliando como te contar a situação sem te machucar, porque você é sensacional e eu me apaixonei por você.

Mônica, 58 — Modo "entrou-por-um-ouvido-e-saiu-pelo-outro" ativado, não prestou mais atenção em mais nada.

Motas, 64 — Nós tínhamos rompido há algum tempo, depois voltamos e na passagem do ano rompemos — ele falou sobre alguma coisa com a tal da vesga.

Mônica, 58 — Não ficou muito claro, como não interessa, não sou capaz de lembrar. Tem certas coisas que não valem muita atenção, que me adianta saber detalhes? O que interessa eu já sabia, sou carta fora do baralho! Rejeitada com falta de consideração, a combinação perfeita, isso é que me dói.

Antigamente, Mané, eu era do tipo compreensiva, era tão difícil eu levar um fora que quando isso acontecia me fazia de compreensiva, só faltava oferecer o ombro para o marmanjo chorar as lágrimas de crocodilo dele. Com o tempo, aprendi a focar no que interessa, em mim. Nas minhas dores.

Ficar dando ouvidos a explicações é garantir ao outro uma sensação de paz, eu não preciso saber de nada que vai ficar martelando minhas ideias.

Aliás, Mané, percebi que você tinha razão, eu tenho uma super-habilidade, a de filtrar muita coisa que escuto, retenho o que interessa, o resto entra por um ouvido e sai pelo outro.

Janeiro ainda não terminou e Motas, 64, conseguiu algo inédito: ganhou o Grande Prêmio de Maior Babaca do Ano, e com menção honrosa em diversas categorias, praticamente um manual de como não se comportar em relacionamentos amorosos.

Vou marcar uma data para a distribuição dos prêmios do Grande Troféu "Babaca Choice Award 2022 – os Babacas do Ano – Machos escrotos".

No dia do aniversário dele do ano que vem. Está instituído, o Dia do Babaca é daqui a dois dias.

Não interessa se o cara é delicado, não usa discurso machista, é culto, inteligente e divertido, tanto faz, o que interessa é o resultado final: foi babaca. Um babaca delicado, que não usa discurso machista, inteligente e divertido.

Ser babaca é como ser o zero na multiplicação, multiplicado por zero, é zero, no final não interessa se é um ou um milhão, multiplicado por zero, é zero. Com babaquice é assim, se tem babaquice envolvida, é babaca!

Que eles tiveram um quebra-pau homérico, eles tiveram. Disso eu tenho certeza.

Ela deve ter ouvido falar que ele estava se engraçando com uma sirigaita de São Paulo (no caso eu), pois ele me falou que estava fazendo propaganda de mim, para amigos e amigas do Rio, daí a cair no ouvido da outra é um *tchum*.

Assim, com a pulga atrás da orelha, ela resolveu botar ordem no poleiro. Arrumou até exame para fazer, vai ver é uma mamografia de rotina, talvez uma colonoscopia, exames preventivos, mas que dão o maior Ibope, colonoscopia ganha, pois precisa de acompanhante, além da possibilidade de outra com ele em pleno aniversário, claro.

Eu é que não queria estar na pele da vesguinha, coitada, já pensou, não poder dar um suspiro e o cara já tá ciscando em outro terreiro? Não pode perder o cara de vista que ele já sai por aí convidando para a casa dele.

Eu não tenho pena, cada um deve saber onde está pisando. Cada um que faça a gestão do contrato de relacionamento como lhe for mais conveniente, ajuste cláusulas, atualize acordos, incisos e jurisprudências, vai ver eles não conversaram e ela entendeu se tratar de um acordo monogâmico e ele não? Ela deve saber com quem se meteu, sendo psicanalista deveria lidar com essa questão. Procurar nas sombras e nos traumas a razão de insistir num relacionamento desses, seria projeção? Eu nem sei como é o relacionamento, pois eu não escutei nada, só estou fazendo minhas suposições baseada em fatos que eu não conheço, fofoca mesmo.

Mané, estou com o orgulho ferido, isso é verdade.

Não estou com vontade de falar com ninguém sobre isso, estou me esquivando.

Não dei chilique, não falei nenhum absurdo, mas estou avariada, além do orgulho ferido, o coração partido, com vontade de me enfiar num buraco e nunca mais sair dele.

Mônica, 58 — O cara namora com uma psicanalista vesga azeda e vem querer tirar onda com a minha cara? Vá pra puta-que-lhe-pariu! Que eu não tenho paciência para lidar com babaca metido à besta, tenho certeza que ele sabia muito bem o que estava fazendo.

O prêmio é dele, acho que vou fechar as inscrições para o ano de 2022, nenhum babaca vai superar esse, apesar dos concorrentes de 2021, ninguém chega aos pés desse babacão — penso nisso amanhã, afinal amanhã é outro dia.

NOTA MENTAL# – bosta!

Bolotas de carne moída com molho branco

500g de carne moída, 1 cebola picada, 1 dente de alho amassado, orégano, salsinha picada, pimenta-do-reino moída. Fazer bolotas e arrumar no pirex, entre as bolotas acomodar fatias de queijo prato dobradas.

Molho branco - derreter uma colher de sopa de manteiga na panela, acrescentar uma colher de sopa de farinha fritar até dourar. Aos poucos acrescente leite e mexa até que o molho esteja liso.

Espere esfriar, despeje no pirex, rale queijo parmesão e leve ao forno para assar.

(Quando eu fiz essa receita não deu certo, você lembra, Mané? as bolotas ficaram cruas e soltaram água, o molho ficou boiando num líquido de aparência duvidosa e o queijo não derreteu – fracasso total, tão fracassado quanto esse *affaire* que nem chegou a acontecer de verdade – minha sugestão é: coloque no pirex as bolotas já assadas. Para relacionamentos, continuo com a Paula Toller: ainda encontro a fórmula do amor.)

35

Tá vendo essa lágrima aqui no canto do meu olho? É só o meu orgulho ferido

A essa altura do campeonato, depois de tudo que eu vivi para conhecer alguém com quem valesse a pena me relacionar, deveria estar nas alturas, dentro do avião, rumo a uma aventura que eu acreditei que poderia de fato acontecer, mas estou aqui, deitada na nossa cama, Mané, com esse caderno manchado de gordura, café e lágrimas, fazendo essa caneta correr pelas linhas do papel, tentando colocar esse turbilhão de emoções em ordem.

Mané, o que teria acontecido se eu tivesse embarcado?

Não dá para saber, mas faço elucubrações, eu sou a rainha das elucubrações. Poderia ter sido ótimo, uma temporada no Rio, passeando pelas trilhas do Parque da Tijuca, conhecendo os restaurantes mais bucólicos da cidade, os cafés tradicionais, vivendo uma paixão quente e carnal, mas essa era apenas uma das possibilidades.

As outras todas são variações desastrosas de todo tipo, que vão desde eu ficar plantada no aeroporto à espera de Motas, 64, que não ia aparecer, até uma gama imensa de variações de um encontro frustrado, quando expectativas não são alcançadas e todos saem machucados por motivos diversos.

Além da possibilidade de ter um encontro indesejável com a ex-ex, a Vesga Azeda isenta de borogodó.

Ok, Mané, você vai me questionar, eu sei! — "Mas o cafajeste é ele, ela não tem nada com isso, onde ficou a sororidade?" — e eu te respondo (como você gostava de falar): Não fica, eu estou machucada e mulher machucada quer salvar o que ela imagina que teve algum dia, segundo as explicações capengas desse infeliz, o motivo do cancelamento da minha aventura é ela, entende? Segundo o pouco que eu escutei, ela decidiu que queria passar o aniversário dele com ele, e ele, alma generosa que é, concordou. Ele não teve culpa, ele foi forçado, a megera é ela que brigou com ele.

No caso, o que aconteceu é que a única que saiu machucada fui eu, isso é a única coisa. Se ela está machucada, não me interessa, ela que se cuide.

Veja bem, Mané, eu fui impetuosa, mas não imprudente, afinal eu só fiz o que eu me propus já faz tempo: dizer sim às oportunidades, encarando a vida de peito aberto, aceitando as possibilidades, e ainda dei um tempo para a coisa acontecer. E se tivesse embarcado no dia seguinte ao primeiro convite? Teria vivido essa confusão toda lá, ao vivo e em cores.

Os sentimentos ainda estão atrapalhados, mas estou colocando um ponto final nisso.

para viver uma desilusão amorosa, defina um tempo para chorar, depois: vida que segue!

Macarrão a la carbonara ao limone

Coloque a água para ferver, enquanto prepara o molho.

Corte o bacon em cubinhos.

Numa tigela junte duas gemas e dois ovos, bata, acrescente o parmesão.

Aqueça uma frigideira e frite o bacon até que esteja dourado, diminua o fogo e esprema o suco de um limão siciliano. Desligue o fogo.

Reserve um copo da água do cozimento.

Escorra o macarrão. Coloque o macarrão quente na frigideira com o bacon quente.

Despeje os ovos e mexa até que fique cremoso.

Volte a panela para o fogo e despeje aos poucos a água do cozimento para deixar o molho mais espesso. Aqueça sem deixar cozinhar.

Sirva imediatamente.

(eu também sei fazer carbonara)

36

Reconhece a queda e não desanima

Ponto final. Parágrafo. Travessão.

Quase mandei um parabéns a você na rede social, usando o jeito que eu escrevia o nome dele, um apelido fofo — Volta para o mar, oferenda! — Eu não quero fazer parte da associação de ex-mulheres, ex-namoradas, ex-rolos do cara.

Eu teria mandado se ao acordar eu não tivesse me deparado com a foto que ele postou na rede social que apareceu logo cedo na minha timeline, ele está na casa da Vesga Azeda, sem borogodó, usando um vestidinho lilás dela.

Ai que divertido ele é? Tão desconstruído. Tão diferentão. Me dá até ânsia, só de pensar. Vai-te à merda, cuzão!

O que passou, passou. Chega! Ponto final. Mônica, lembre-se dos critérios que você mesma determinou. Ele serviu para acrescentar mais dois critérios: desimpedido e honesto.

Minimamente organizado, saudável e resolvido? Como seria a ficha dele? Pois é: desclassificado. E ele estaria desclassificado em todos os quesitos! Ele falou, contou detalhes, você que não quis ouvir, surda! (usar surda nesse contexto será capacitismo?)

Eu quero ser amada e não me contento com migalhas.

Quando estou forte, penso: me livrei de um enrosco federal, de uma coisa que nem devia ter começado, que ia acabar mal para mim de qualquer jeito. O lado que dói é o peso da rejeição, a falta de consideração, no fundo é muito difícil aceitar que fui preterida, a ideia de que alguém me desprezou, me rejeitou, é isso que dói mais que qualquer outra coisa.

Orgulho ferido, arde, incomoda, dói e não há o que fazer, apenas aceitar e deixar ir.

A arte de seguir em frente

Que eu entendi tudo errado eu já entendi, mas aí eu te pergunto, Mané: então porque esse filho da puta me pediu em casamento, me convidou para ir para uma viagem ao exterior?

Tem explicação? Não! Que D's os guarde em bom lugar. Caso encerrado.

Hoje apareceu na minha rede social uma lembrança de sete anos atrás:

Três virtudes são fundamentais: a paciência (para lidar com as diferenças), a prudência (a fim de jamais confiar inteiramente em ninguém) e a persistência (para compreender que, no que diz respeito ao amor, muitas vezes é preciso bater várias vezes numa mesma porta). É necessário circunspeção, meditação e capacidade de espera. Se você souber observar o tempo certo, poderá mudar muitas coisas, mas precisará também ter humildade para entender que nem tudo é possível. Ao aceitarmos os limites, evoluímos como pessoas.

Parece até que eu sabia que eu ia precisar disso em algum momento do futuro.

NOTA MENTAL# — tudo tem seu tempo. Não adianta se apressar.

37

Desde sempre uma crica convicta

Quando eu era criança, ouvi alguém falando que o marido dizia: "Mulher minha só dorme nua ou com camisola da cor da pele" – uma declaração constrangedora!

Pode ser que antigamente maridos controlassem tudo, mas mesmo quando ouvi isso, eu ainda criança pequena, senti uma pontada de incredulidade.

Eu que sou friorenta durmo agasalhada, sim, de meias e tudo! Lembra, Mané? quanto você implicava com minhas meias? Com meu pé gelado? Brigávamos tanto por causa do cobertor! Acho que nunca chegamos a um acordo, você dizia que eu dormia num envelope e eu, que você gostava de ninho de rato, tudo amarfanhado!

Durante muito tempo, lembranças de conversas antigas se misturaram na minha cabeça, você me dizia, Mané, que eu era muito criativa, que eu inventava tudo.

Eu não inventei nada, eu escutava coisas, conversas entrecortadas que os adultos não queriam que eu ouvisse, mas eu ouvia. Em certa ocasião, meus ouvidos e minha imaginação entenderam que a bisavó da minha avó tomava banho de leite e dormia nua; para mim, friorenta de nascença, dormir nua era uma possibilidade tão inacreditável quanto tomar banho de leite, pois imaginava não ser possível esquentar o leite para encher uma banheira.

Eu precisava tirar a limpo essa e outras tantas histórias, causos e lembranças, afinal, certas sensações vivem, há muito, no limbo da minha incerteza: será lembrança, será fantasia?

Levei minha mãe para passar uma temporada na casa da tia Irina, na Serra da Mantiqueira. (Você sabia que "mantiqueira" significa gota de chuva?

Agora sabe.) Durante o isolamento sua sogra ficou impossível, Mané, ela escapuliu um par de vezes, por isso levá-la para fora da cidade foi a solução mais plausível que encontrei.

Passei o final de semana lá, tia Irina se pôs a lembrar, com minha mãe, mil e um casos, muitos eu já conhecia... Outros fazem parte do meu repertório interminável de quase certeza que ouvi quando criança.

O isolamento represou muita conversa, enquanto estive lá, atualizei meu repertório, tirei dúvidas mesmo!

Mané, se você estivesse lá, ia ver que eu não invento nada, nadinha!

Contaram as histórias que ouviam suas avós contarem sobre a vida lá na aldeia de onde vieram, descobri que história não era bem como eu havia entendido, fico com vergonha de contar minha versão dos fatos escutados.

Minha avó contava, segundo minha memória infalível, a seguinte história:

Sua bisavó, como se isso fosse possível, era uma mulher lindíssima, que tinha uma pele branca, bem lisinha, sem nenhuma ruga (a bisavó, hein?), o segredo de beleza dela era bem simples, ela tomava banho de leite. Eu, na minha ingenuidade, ficava imaginando ela ordenhando as vaquinhas e carregando baldes e mais baldes de leite para encher a banheira, além disso ela dormia nua! A bisavó da minha avó!

O caso é que essa é uma figura mitológica na narrativa da minha avó, que dizia que ela havia conhecido o marido na viagem para o Brasil, que o homem era casado, mas, por ter se apaixonado pela linda moça, resolveu jogar a mulher do navio, para ficar com a outra!

Assim é que eu ouvi essa história, um conto de assustar criancinhas!

Segundo a versão, já filtrada, da tia Irina, a tal nona era filha de um "signore" lá na terra dela, muito bonita e também teimosa (ó a genética não engana), que se engraçou por um "campônio". O pai soube e expulsou a menina de casa.

Ela trabalhou para juntar dinheiro e viajou para o Brasil, na viagem, de fato conheceu um homem cuja mulher morreu durante a viagem, só depois que se casou com ele.

Ah! O mais importante, ela era linda mesmo, tinha a pele bem lisinha, sem rugas, dormia mesmo nua, já mais velha, enquanto fazia tricô, obrigava o marido a ficar rezando o terço, se ele cochilasse, ela gritava: "Vicentino, o terço!", a pele era branca como leite!

Quem diria! Ainda bem que não contei essa história para ninguém, já pensou que seria de mim?

Tudo isso para dizer que eu não consigo dormir nua como a bisavó da minha avó e que nunca ninguém poderia fazer qualquer exigência sobre meus trajes noturnos! Já evolui muito nesse quesito, já consigo dormir sem meias, até sem coberta, no verão, mas totalmente nua, nunca.

O que me leva a pensar que já entendi a razão de eu gostar tanto de uma cama bem arrumada, hoje, enquanto sacudia os lençóis me veio uma imagem que me encheu de alegria e preguiça!

O raio de sol matinal iluminava o quarto, as paredes pintadas de amarelo refletiam a luz alegremente, as janelas estavam abertas com generosidade, para ventilar, para renovar o ar viciado da noite, vai ver por isso éramos crianças tão saudáveis.

As camas eram arrumadas com a presteza de especialista, que desde sempre soube da arte de arrumar camas, nos dias mais folgados, se é que isso existisse na minha casa, minha irmã e eu éramos convocadas a ajudar.

Adorava esse ritual, com as janelas abertas, sacudíamos os lençóis e cobertores, uma nuvem de poeira dançava nos filetes de luz, aquilo era tão lindo!

O ritual começava, esticar o lençol de baixo, puxa de cá, puxa de lá, faz uma dobra em cada canto para ajustar as sobras de pano e coloca tudo por baixo do colchão.

Lençol de cima esticado, cobertor por cima, faz-se a dobra por cima do cobertor, ajusta-se o lençol nos pés, coloca-se o excedente para baixo do colchão, levanta-se a lateral do lençol, dobra-se como um embrulho de presente, coloca-se tudo por baixo do colchão, por último a colcha, conforme o modelo.

Eu era bem pequena e minha mãe dizia que esse era o jeito que se arrumavam as camas em hospitais, e como ela havia aprendido? Eu imaginava ela toda de branco trabalhando como enfermeira, minha mãe enfermeira? Já naquela época eu sabia que ela desmaiava a qualquer traço de sangue, que passava mal com qualquer coisa. Pois é, soube mais tarde que quando solteira ela foi voluntária em um orfanato da Cruz Vermelha, ajudava no berçário, ah! Mas enfermeira?

Depois que as camas estavam arrumadas, dobrávamos os cobertores sobressalentes, ela de um lado, minha irmã e eu do outro, ai que frisson!

Dobrar os cobertores em duas! Uma segurava de cá, outra de lá, juntavam-se as pontas, depois andávamos até o meio do caminho, aí encontrávamos a "chefe" que acabaria o serviço!

Quando conheci a sogra da sua irmã, que estudou na mesma escola que minha mãe e minha avó, e arruma as camas exatamente da mesma maneira, com a mesma ciência, imaginei que elas tenham aprendido a arrumar camas na escola, o que não é impossível!

Quando nos casamos, descobri que arrumar camas não é uma ciência exata como eu imaginava, nunca encontrei uma secretária do lar que soubesse arrumar camas, no começo eu só dizia que era para arrumar a cama.

Descobri que existem milhares de maneiras de arrumar as camas, uma vez uma delas arrumou de um jeito x e por fim "embalou" tudo com o lençol de elástico, é difícil imaginar, mas isso não é nada, por isso eu ensino todo mundo a arrumar camas!

E você, na hora de se deitar, puxava tudo, soltava todas as dobras, se deitava e se embolava e deixava o pé para fora!

Que raiva que eu sentia disso.

38

Aqui ninguém vai pro céu

As aulas de ginástica na praça recomeçaram, nada como um exercício ao ar livre para começar bem o ano.

Antes de começar, as meninas e eu fomos a um café e conversamos antes da aula, apesar de ter prometido não sofrer mais, precisava contar com todos os detalhes o caso todo, da paixão ao pé-na-bunda, ainda mais hoje, o Dia do Babaca do Ano. A Lívia para acabar logo com o chororô decretou: pelo menos serviu para alguma coisa, não é?

Fiquei esperando ela me explicar qual a serventia desse imbróglio todo.

— Da próxima vez você seja mais direta e faça as perguntas cruciais: és comprometido? Está solteiro há quanto tempo? Tem o rabo preso em alguma freguesia? Agradeça, menina, você saiu fortalecida dessa história, sem nenhum arranhão! Coração partido faz parte do jogo.

Acho que no fim das contas não vou arrumar namorado, apesar das minhas amigas me garantirem que isso é uma questão de tempo, vou colecionar casos frustrados.

Só tenho uma certeza, o Prêmio Babaca Choice Award será disputadíssimo.

Voltamos ao Crusher, tomaremos mais cafés e colecionaremos histórias absurdas sobre as fragilidades da masculinidade tóxica, mecanismos de fuga em todas as graduações possíveis.

André, 60 - Joaquim, 63 - Raphael, 67, apesar de muitas curtidas, poucas respostas tenho recebido. Acho que os caras legais não estão disponíveis, no aplicativo só estão os estrupícios mesmo.

Mané, essa história é minha e eu conto como quiser, sim é uma história só com o meu ponto de vista, eu já passei do peso e da idade de ficar tentando justificar as cagadas que os marmanjos fazem.

Quantas e quantas mulheres já fizeram isso? Eu mesma já fiz, não é Mané?

Minha bisavó, não fez!

Minha bisavó se casou nova e logo minha avó nasceu.

Ele era um mulherengo incorrigível, nunca ninguém falou isso, mas imagino que ele vivia na zona, nem sei se quando meu bisavô era mulherengo tinha zona, devia ter, mas não aquela do Bom Retiro, entre a Rua das Tabocas e Aimorés, ele ia nas casas do centro da cidade, saía para a farra e voltava de madrugada, bêbado, insuportável.

Um dia ela se cansou de tanta esbórnia e deu um ultimato:

"Joaquim, você tem que escolher, ou toma jeito ou vou levar a menina embora.".

Mal ela sabia que para ele tanto fazia.

Ela foi embora, na casa dos pais teve que engolir todo tipo de sapo, a mãe não aceitava uma filha separada, ainda mais uma filha que escolheu assim, com uma filha para sustentar.

Ele virou as costas e nunca mais apareceu, aliás, apareceu, quando precisou da ajuda da filha que tinha boas condições de vida, mas nada que mereça ser mencionado.

Minha avó guardou uma mágoa profunda por toda sua vida, por ele nunca ter tido o mínimo de consideração por ela.

Ela acreditava que em algum momento pediria perdão, isso nunca aconteceu, era falta de consideração mesmo.

Cada um que conte a sua história, eu bem que ia gostar de ver a versão onde eu apareço fazendo sacanagem com os caras.

Seria uma fantasia, pois normalmente eu faço o clássico papel de trouxa.

Pode ser que algum deles tenha se sentido desprezado, mas nunca dei esperanças para ninguém, eu não fiz promessas que eu não tinha intenção de cumprir. Nunca passei do primeiro café. Com alguns tomei mais de uma xícara, mas nunca nada além de algumas xícaras de café e alguns copos de água.

Talvez o primeiro desorganizado, demorei para dar fim à conversa, mas nunca dei esperança de nada, ele teve lá as fantasias dele, mas eu não alimentei nada.

Desde o maior de todos os foras que eu levei na minha vida, o prêmio de Babaca do Ano já tem dono, estou conversando com uns três caras, mas nada que mereça nota, gente esquisita, eles procuram o que exatamente?

Luis, 58 — Mario, 62 - Santos, 63 — apesar de não terem chances, em parte por eu não estar disposta a continuar com nenhuma dessas conversas.

Hélio, 59, sumiu; Ruben, 61, marcou um encontro que mais parecia uma gincana, só podia depois de um certo horário, em determinada região, desisti. Samir, 64, eu bloqueei mesmo, não gostei da energia, parecia que ele estava se garantindo, caso outras opções não se concretizassem, mais um marmanjo ridículo.

Eu não gosto de gente xarope, foi a minha resposta para Almir, 62, que queria que eu descrevesse o meu homem ideal, vai se catar se eu vou dar o mapa da mina para babaca pintar e bordar.

Mais uma vez, sorteio uma carta no tarô on-line, e veja a mensagem que eu recebi:

A Roda - Não se deixe iludir pela aparente estabilidade das coisas, pois a natureza da vida é a impermanência, a temporalidade, todas as coisas passam, mudam, o que estava no alto cai e o que estava embaixo ascende. Neste momento, tenha sabedoria suficiente para não se deixar levar pelas flutuações da existência, não deixe que seu humor flutue e fique à mercê dos acontecimentos. Mantenha-se firme em seu centro, observando as coisas que acontecem com um maior distanciamento. Fazendo isso, você saberá aproveitar melhor as oportunidades que virão e saberá distanciar-se dos eventuais azares que lhe ameaçaram.

Conselho: Medite a respeito do fato das coisas serem passageiras na vida.

Vou dar mais uma chance a esse aplicativo. Só mais uma chance!

Parece que quanto mais você escolhe, menos o aplicativo te oferece.

Plim – alguém mandou uma mensagem para mim – e lá vamos nós, de novo.

39

Trililim, trililim, alguém gostou de mim

Gilberto, 69 — Formal, quase tenso, disse que entrou no aplicativo hoje, um novato.

Mônica, 58 — Vamos conversar no aplicativo de conversa?

Gilberto, 69 — Pode me chamar de Nelson, Gilberto é meu segundo nome.

Mônica, 58 — Nelson? Nelson está na lista de nomes proibidos!

Nelson Gilberto, 69 — Lista de proibidos? Não entendi.

Mônica, 58 — Você tem sorte, se você tivesse colocado Nelson no aplicativo, não teria dado like em você.

Nelson Gilberto, 69 — É um nome tão feio assim?

Mônica, 58 — Não! Nelson só tem um, meu pai. Não posso me relacionar com alguém com o nome do meu pai! Meu irmão não conta, já que meu pai deu o nome e o apelido, e o apelido pegou — acho que ele ficou um pouco assustado com tanta sinceridade. Na verdade, eu ainda estou machucada, arisca, não sei se é uma boa ideia continuar procurando o que parece que nunca vai ser encontrado. Nelson é comportado, me convidou para um café, sugeri a mesma confeitaria de sempre, em outro endereço.

Nelson, 69 — Você me permite ir te buscar?

Mônica, 58 —   Não, obrigada — pensei em dizer que precisa passar no primeiro teste, mas achei arrogante, mesmo porque ele estava sendo imensamente delicado, ele não é responsável pelos perrengues que eu passei.

No dia marcado, quando cheguei na confeitaria, ele já estava lá me esperando.

Nelson, 69 — Careca, de jeans e camiseta preta. Gostei da doçura do olhar dele. Me contou a história dele, do começo ao fim. Viúvo de uma mulher só. Pai de duas filhas adultas, uma neta. No final do encontro ele pegou o meu ticket do estacionamento e pagou, achei cortês, afinal qualquer ticket de estacionamento contém extorsão.

Combinamos de nos encontrar mais uma vez, vamos jantar na sexta-feira.

Nelson, 69, avançou uma casa, o primeiro a conquistar essa façanha.

O esquisito que me convidou para almoçar, aquele que olhava através de mim, não conta e não houve segundo encontro com o desorganizado, com o pré-óbito, o professor que deu o encontro por encerrado, o idiota que queria me levar para os almoços em família, o pão-duro que me convidou para almoçar e só pagou o café, nem com o carioca, nenhum dos caras até agora.

Mané, você me acha muito atirada? Já que vou sair com ele na sexta, e ele vem me pegar em casa, pensei em propor uma etapa intermediária. Ainda não tenho nenhuma opinião formada, não sei direito qual é o melhor caminho a seguir, a única coisa que eu tenho certeza é que só posso ser eu mesma. Nelson, 69, chegou na hora marcada, mais uma bateria de " assim foi minha vida até aqui, conquistas, derrotas, alegrias e tristezas", acho bom saber da vida do outro, um futuro sem grandes surpresas é uma situação interessante.

Nelson, 69 — Nosso jantar da sexta-feira está desmarcado?

Mônica, 58 — Óbvio que não — quase dei a boa notícia: você está habilitado a ir me buscar em casa! Preferi ser mais delicada — Você me pega em casa?

Nelson, 69 — Quero namorar com você desde que te vi chegando na confeitaria.

Mônica, 58 — Estarei preparada para uma nova aventura? — foi meu pensamento.

Mané, o Nelson, 69, é um cara bacana. Eu sou bem complicada, né? Estou procurando intimidade, quando aparece eu recuo?

Ele me convidou para viajar com ele em abril, nós ainda nem nos conhecemos direito, mas eu aceitei, porque ele foi muito inteligente, me disse: Não se pode convidar uma amiga para viajar?

Além disso, ele quis que eu fosse conhecer as filhas e a neta.

Me convidou para viajar no Carnaval, ele vai viajar e não queria me deixar sozinha, me convidou para ir junto. Me deu um calafrio, achei precipitado, sei lá. Pedi um instante para pensar. Aceitei. Não dá para ficar enrolando o cara para sempre.

Fomos para o Carnaval.

Tive uma dor nas costas, não conseguia andar. Decidimos voltar no outro dia.

Ele me levou ao pronto-socorro, fui examinada, fizeram exames computadorizados, receitaram um monte de remédios, quando tudo terminou, ele me levou para a casa dele, ficou o resto do feriado cuidando de mim, tratamento seis estrelas.

Tratamento seis estrelas consiste em acordar com pão fresco na mesa do café, que está posta, porque ele foi comprar logo cedo, debaixo do pires, um bilhetinho de amor.

Medir o tamanho da mão, comparar o formato dos pés, aquelas brincadeiras que eu achava que só os adolescentes enamorados faziam.

Estamos parecendo adolescentes.

Às vezes me pego tateando partes do corpo dele, eu preciso conhecer cada pedaço, faz parte da intimidade. Conhecer para se aconchegar.

Mané, nunca pensei que seria tão fácil criar intimidade com outra pessoa que não fosse você, nossos trinta e tantos anos juntos nos deram o poder de transmissão de pensamento, não sei se é isso que quero agora, quero sim é o afeto e o cuidado.

Ele cozinha superbem, na casa dele é ele que vai ao supermercado.

Ooops, bate na boca! Quem é que tem antipatia de homem no supermercado?

Pois é! Mas jamais eu teria encontrado com ele fazendo compras, ele faz as compras dele sempre na hora que o supermercado abre.

Tudo isso para eu pagar minha língua venenosa. Mas isso não anula o fato que tem uns caras que são horríveis no supermercado. Tá bom, Mané, eu aceito, sou mesmo cabeça-dura, a gente sabe! Sempre é tempo de mudar! Estou mudada, talvez. Mudando com certeza!

Passei uns dias deitada numa espreguiçadeira debaixo de um coqueiro numa praia paradisíaca onde o vento já fez a curva e está soprando em outra direção, na tal viagem que ele me convidou antes de começarmos a namorar.

O Nelson fica olhando para mim como se eu fosse a coisa mais linda e maravilhosa que já pisou nesta terra, eu me sinto como se eu fosse a coisa mais linda e maravilhosa que já pisou nesta terra.

O olhar dele me alimenta, me fortalece.

Acordamos e, ao abrir a janela do nosso quarto, avistamos o mar e o céu, nada de pressa, apenas nos deixamos seguir o fluxo do *dolce far niente*.

Aqui se come camarão pelo menos duas vezes ao dia, desfrute total.

Cada dia que passa mais eu me surpreendo com o jeito delicado e atencioso do Nelson, o que sinto por ele é uma coisa boa, eu não sei o nome, mas eu gosto.

Arrisco dizer que é amor, afinal toda forma de amar vale a pena.

Suspiros

3 colheres de sopa de açúcar para cada clara.

Gotas de limão.

Bater a clara, o açúcar e o limão até que as claras estejam batidas em neve bem firme.

Teste: Pegue com a colher um tanto e vire a colher para baixo, não pode cair.

Pingar na assadeira e assar em forno bem baixo.

40

Parece, mas não é

Acompanhei o Nelson no *check-up* anual, apesar de achar que estava livre dessas atividades, fui eu que me ofereci, endoscopia e colonoscopia.

Sensação de reprise, ele ficou questionando a necessidade do exame, até que se conformou, acho que era medo mesmo, medo de encontrar o que não deve, medo de tomar anestesia, medo de ter um objeto introduzido no reto. Medo injustificado, pois tal objeto já foi testado em milhares de pessoas e não há contraindicação de qualquer espécie. De tomar anestesia? Bobagem! E o medo de encontrar algum invasor, melhor achar antes que se procrie. Encontraram um monte de pólipos, ele ficou bem abalado, pensei: sorte sua que encontraram só pólipos e já foram tirados todos!

Mané, como eu queria que você tivesse tido essa chance! Mas essa é uma conversa que você e eu já tivemos e concordamos que, apesar de todos os cuidados, não temos controle sobre o inevitável! Eu tenho essa tendência de querer questionar o destino, mas quando ela aparece, logo lembro que certas coisas não dependem de nós!

Vivemos numa sociedade que acredita na imortalidade, tem a falsa impressão de sermos imortais, ou no mínimo todos chegaremos ao centenário, que, através da medicina avançada, podemos tudo! Que ilusão!

Quando a doença apareceu, as pessoas diziam que você tinha sorte, afinal, conforme as crenças populares, o câncer de intestino é o mais demorado, portanto o mais fácil de tratar.

Isso poderia ser verdade, mas é um dos muitos mitos que envolvem tudo que se refere ao câncer. Sabe, Mané, durante um tempo eu fui voluntária na ONG de apoio a pacientes de câncer e seus familiares, aprendi muito sobre a doença.

Segundo o Inca, o Instituto Nacional do Câncer, o câncer é o nome dado a um conjunto de mais de 100 doenças que têm em comum o crescimento desordenado de células que invadem os tecidos e órgãos, podendo espalhar-se para outras regiões do corpo. Dividindo-se rapidamente, estas células tendem a ser muito agressivas e incontroláveis, determinando a formação de tumores ou neoplasias malignas. Um tumor benigno significa, simplesmente, uma massa localizada de células que se multiplicam, vagarosamente, e assemelham-se ao seu tecido original, raramente constituindo um risco de vida.

Os diferentes tipos de câncer correspondem aos vários tipos de células do corpo. Por exemplo, existem diversos tipos de câncer de pele, visto que esta é formada de mais de um tipo de célula. Se o câncer tem início em tecidos epiteliais como pele ou mucosas, ele é denominado carcinoma. Se começa em tecidos conjuntivos como osso, músculo ou cartilagem, é chamado de sarcoma. Outras características que diferenciam os diversos tipos de câncer entre si são a velocidade de multiplicação das células e a capacidade de invadir tecidos e órgãos vizinhos ou distantes (metástases). Ou seja, ninguém, nem o médico, pode dizer nada sobre o câncer a não ser que tenha em mãos exames especializados com as informações necessárias. O incrível é que mesmo com tanta informação, as pessoas ainda querem contestar resultados.

O que eu aprendi é que o câncer é uma doença, não uma sentença de morte, tem gente que se cura de leucemias e tem gente que não se livra de um adenocarcinoma de cólon.

Quando ficamos sabendo da sua doença, eu me enchi de esperança, eu tinha uma amiga, de quarenta anos, saudável e feliz, que estava se tratando de um adenocarcinoma igualzinho ao seu havia cinco anos, achei que você teria a mesma sorte que ela, eu não estava enganada, afinal.

Ela me deu a maior força, me deu muitas indicações, mas no final ela também se foi, um mês depois de você, como lidar com isso?

Um dia, minha mãe acordou sem conseguir andar, muita dor no joelho, fomos ao pronto-socorro.

Lá fui reconhecida pelo Manolo, marido da Andréia, eles começaram a namorar numa festa lá em casa, quando nós ainda nem nos conhecíamos, meus pais preferiam que déssemos festas em casa a sair por aí.

Enfim, fazia muito tempo que não via os dois.

A Andrea estava lá para tirar o acesso que usou durante o tratamento de câncer, ela teve uma leucemia mieloide aguda, foi internada às pressas, precisou de transplante de medula, encontrou a medula compatível e se recuperou, como explicar? Não se explica, apenas se entende que, apesar dos avanços, a medicina não opera milagres, não sei explicar de outro jeito.

Quando contei nossa história, ela me convidou para ser voluntária. Aprendi muito com essa experiência. E aí você me pergunta: e de que adianta todos os avanços da medicina, dos exames que facilitam o diagnóstico, se nem todo mundo alcança a cura? E eu te respondo: quanto mais precoce for o diagnóstico, mais chances o paciente tem de se curar!

No seu caso, Mané, não tivemos tempo, tudo foi muito rápido, diferente das crenças populares o seu câncer foi muito rápido. O médico disse que o câncer não tinha nem seis meses! Eles nos disseram que o cigarro não foi o causador da sua doença, não, não foi mesmo, o cigarro tirou de você a chance de se tratar, roubou sua saúde, sua imunidade.

Eu tentei fazer você parar de fumar, mas parece que quanto mais eu falava, mais você fumava, que raiva! Quando você percebeu que tinha que parar, era tarde demais. A batalha já tinha sido perdida. Fazia tempo que eu não pensava nessas coisas nesses termos.

41

Compreender o outro é o primeiro ato para atrair compreensão para si

De repente, o Nelson pode ser o tal "cavaleiro de copas" que a taróloga viu nas minhas cartas quando me consultei com ela em janeiro. Meu caminho já estava traçado, mas nem eu nem ninguém podia prever qual era.

O Nelson cozinha muito, quando vou na casa dele, tudo fica pronto num instantinho, eu acabo pondo a mesa e depois a louça na lavadora, por isso nunca tive oportunidade de fazer nada especialmente para ele.

Contei para ele que era especialista em bolo de chocolate, sim, Mané, o bolo da Rosa Maria que aprendi com sua mãe, que você tanto amava, que eu até rebatizei de Bolo Mané.

Ele me disse que gosta de bolo de chocolate. Eu só sei fazer esse bolo, por isso fiz para o Nelson, ele queria outra cobertura, expliquei para ele que a cobertura desse bolo é essa, depois ele quis colocar a cobertura sobre o bolo, precisei ser taxativa: essa cobertura tem que ser colocada no prato.

Ele chegou aqui em casa e contou para a Martinha que eu tinha feito o bolo para ele, que eu não quis trocar a cobertura e não deixei que ele despejasse a calda sobre o bolo.

Pareceu ensaiado, mas ela falou as mesmas coisas que eu, igualzinho!

Apesar de saber fazer uns lances legais na cozinha, bolo eu só sei fazer esse, e é com ele que eu tenho que me virar.

Eu podia estar fazendo bolo com calda de chocolate só para você, mas a vida não quis assim, o câncer veio e te levou, eu fiquei sozinha e tive que me virar.

Ele ofereceu um churrasco na casa dele, convidou as crianças e as filhas dele, queria que todos se conhecessem, eu fiz a farofa, o vinagrete e a sobremesa, passamos algumas horas deliciosas celebrando as surpresas que a vida nos oferece.

As filhas dele me apresentam como madrasta delas, disseram que é mais fácil explicar uma madrasta que uma namorada do pai, concordo com elas. A Martinha adotou a Clara, a neta do Nelson, como sobrinha.

Estamos construindo laços de amor entre nós e nossas famílias, isso é uma grande conquista, um presente.

Mané, ninguém esqueceu o passado, ninguém deixou nada para trás, nós só seguimos nossas vidas.

Bolo Mané

Para o bolo

2x (chá) bem cheias de açúcar

1x (chá) bem cheia de manteiga

2x (chá) bem cheias de farinha de trigo

8 colheres (sopa) chocolate em pó (não vale achocolatado)

2 ovos

1 pitada de sal

2 colheres (café) de fermento em pó

2x (chá) mal cheias de água

Calda de chocolate

2 xícaras (chá) bem cheias de açúcar

4 colheres (sopa) de chocolate em pó

1 ½ colheres (sopa) mel

1 xícara (chá) leite

2 colheres (sopa) manteiga

Modo de fazer

Bater até que fique uma massa branca e fofa a manteiga e o açúcar.

Juntar o chocolate e continuar batendo.

Desmanchar um ovo numa xícara e completar com água, acrescentar à massa, continuar batendo.

Se estiver usando a batedeira, desligue, a partir de agora o trabalho é manual.

Peneire a farinha, o sal e o fermento, acrescente-os à massa, mexa até incorporar bem a farinha.

Por último, o outro ovo da mesma maneira que o primeiro.

Despeje na forma de buraco untada, enfarinhada e asse em forno médio por uns 40 minutos. (Isso depende do forno, cada um conhece o seu!)

Desenforme frio.

Modo de fazer a calda:

Junte numa panela e leve ao fogo até que levante fervura o açúcar, o chocolate em pó, o mel e o leite.

Desligue o fogo, junte a manteiga e mexa com vigor.

Coloque a calda em uma molheira, ao servir o bolo, despeje uma porção generosa de calda para umedecê-lo.

42

May the fourth be withyou

(Você pode achar que foi de propósito, mas não foi! Só percebi depois e aí coloquei a barrinha, porque você sabe que eu tenho uma coisa com datas.)

Mané,

hoje não é seu aniversário, nem o dia que você se foi, não começamos a namorar nem nos casamos nesse dia, mas se eu tivesse que escolher um dia para te homenagear, esse dia seria hoje!

Aposto que você sabe que dia é! Você era um *nerd* de carteirinha, e desde sempre usou a frase que entendidos entendiam e desavisados acham positiva!

Quando nos conhecemos, eu já havia visto o filme, devo confessar, não entendi nada! Era tanta batalha espacial, tanta explosão e bichos estranhos que não conseguia acompanhar o enredo, nunca vou esquecer a expressão de encanto dos meus amigos quando, em 1977, fomos ao cinema ver a saga espacial na telona, mas isso é outra história.

Quando nos conhecemos, eu não sabia da sua paixão pelo filme, até que passou o segundo filme da primeira fase da tal saga no sábado à noite na televisão, você não quis sair, preferiu ficar vendo Lucky Skywalker perdido num deserto gelado.

Eu continuava sem entender o enredo e a paixão pelo filme, anos precisaram se passar e o estúdio lançou o "Episódio 1".

O Danilo era pequeno, acho que ele tinha uns seis anos, ele queria assistir *Power Rangers*, mas você o obrigou a ficar ao seu lado, lembra como ele ficou contrariado? O mau humor durou pouco, logo que a corrida de Pads começou a energia dele mudou.

Como você queria que seu filho gostasse da história, foi explicando, depois arrumou os outros filmes, vocês assistiram tudo várias vezes, acho que foi aí, depois de várias repetições, que entendi o enredo!

Você cumprimentava as pessoas com um "que a força esteja com você".

Sim, a força está comigo, e é essa força que faz eu seguir, não sei o que será do meu futuro, eu gosto do Nelson e acho que ele é um cara com quem vale a pena estar.

O importante é que eu sei que a única responsável pela minha felicidade sou eu mesma! A força está comigo! Acho que ter a capacidade de me adaptar e conhecer os meus limites é fundamental – saber até onde eu posso e quero ir.

Claro que posso decidir mudar o rumo, tanto para um lado quanto para o outro, mas o destino é um só, dele eu não abro mão!

Se por acaso eu sentir, por qualquer motivo, qualquer coisa que eu não goste, pular fora é a única saída plausível.

Só encontro pessoas por quem posso me apaixonar pelo caminho, pois eu me basto, não preciso de ninguém que me complete, eu quero estar com quem me transborde, parece óbvio, mas é a mais pura verdade, eu não quero nada além da mais pura felicidade, sempre.

E felicidade só pode acontecer no presente, aqui e agora.

Até pensei em transformar esse diário em um romance, você dizia que eu escrevia bem, Mané, que eu lia tanto que eu podia escrever um livro.

Eu cogitei a ideia e comecei a escrever, descobri que, além de não saber escrever, não tenho fôlego, não consigo avançar.

Quando li as poucas páginas que escrevi, fui invadida por uma enorme vergonha, fiquei imaginando se algum desses caras resolvesse ler e, mesmo disfarçando como eu havia escrito, se reconhecessem?

Além da parte da história, ainda outra questão me preocupa: minha lista de pretendentes frustrantes conta com um professor da melhor universidade do país, ligado à análise literária, ele me pareceu um tró-ló-ló, mas entende de livros, nem vai precisar ler as entrelinhas para saber que estou falando dele.

O outro, aquele que podia ter ganhado um Jabuti, se tivesse sentado a bunda na cadeira e se esforçado um pouquinho, mas preferiu o Babaca Choice Award 2022. Esse acho que não leria meu livro, pois é erudito demais para ler o livro de uma principiante, mas com certeza se reconheceria nele ainda que eu mudasse o nome, o bairro e a descrição da ex-ex, a vesga azeda. Não sei bem como funciona a cabeça dos babacas, vai saber o que eles fariam.

Fiquei me imaginando recebendo telefonemas desses caras tirando satisfação, querendo contar a versão deles da história, querendo se justificar, dizendo: "Não foi bem assim".

Seria engraçado, mas preferi dar um *Fold* e não pagar para ver.

Isso tudo que eu escrevi aqui, Mané, é para você e para mim.

Na nossa história não ficou nenhum assunto pendente, só algumas senhas que eu esqueci de anotar, mas consegui recuperar quase todas, as importantes pelo menos.

Eu me orgulho muito de tudo que vivemos, não tenho nenhuma dúvida, nenhuma pulga atrás da orelha, não ficou nada por conversar, nada a se resolver, nós vivemos mais de trinta anos bem vividos e resolvidos, ninguém, além de nós precisa saber disso tudo.

Esse diário eu escrevi para que você soubesse que eu fui em frente, encarei o que tinha que encarar e me virei! Você pode imaginar que agora eu decido coisas, converso com clientes? Esses dias fui a um evento, igual aqueles que você ia, a diferença é que agora os brindes estão muito mixurucas, nenhuma mochila, nem camiseta com fruta bordada, agora, no máximo, um *squeeze*, uma caneta.

Esse caderno volta para o fundo de uma gaveta qualquer, um dia, talvez eu dê cabo dele, faça picadinho, jogo ao vento, para que minhas palavras finalmente ganhem o mundo.

Eu escrevi um livro, sim, quase como que pagando uma promessa, aquela história da sobrinha que descobre ser filha da tia, escrevi e publiquei, pode ser lido no Readle! Imagine você, agora eu posso ser lida! Eu sei que você sabia que eu era capaz, mas foi essa sua crença em mim que me permitiu escrever.

E a crença mais importante que eu tenho é que o primeiro ato da vida é uma inspiração, o último uma expiração e a vida é o que se faz nesse intervalo. Aqui e agora, o único e o melhor lugar onde eu poderia estar.

Se você tivesse sido enterrado, seu epitáfio seria: "Vai dar certo no final, não se preocupe".

43

Que eu quero estar junto a ti

Mané, o Nelson está me chamando, o almoço está na mesa, estão todos me esperando, eu queria que você soubesse que guardei esse diário na gaveta, um dia, quando decidi fazer uma daquelas faxinas terminais, daquelas de jogar tudo fora, dei de cara com esse caderno enfurnado numa pasta dentro de uma gaveta da cômoda do nosso quarto, num primeiro momento pensei em picar tudo como havia me proposto, mas decidi dar uma chance, li cada página, ri das bobagens que inventei, chorei com as lembranças que encontrei, sabe que gostei do que escrevi? Achei que sei escrever afinal! Dona Maria das Dores, pode se orgulhar, eu aprendi uns truques.

Não me contive, depois de ler e reler, rir e chorar, achei que estava suficientemente bom para eternizar nossa história, eu quero que quem possa vir a ler este livro saiba que sempre existe uma segunda chance, que, durante uma jornada, outro caminho pode surgir e os rumos podem mudar, que tudo pode acontecer, mas a direção é sempre a mesma, sempre em frente.

Nesses quase cinco anos sem você, tive que aprender e viver a arte de seguir em frente, vivi plenamente cada momento dessa jornada, chorei, ri, tive vontade de jogar a toalha, no fim acredito que fui capaz de transformar tudo que aprendi num manual em primeiríssima pessoa, pessoal e intransferível...

Agora é a hora de cumprir a promessa que fiz, seguir em frente, e não existe receita que ensina como fazer isso.

Dezembro, 2022

Notas sobre o livro

Um amigo diz que escrever um livro é como passar roupa, você precisa passar o ferro várias vezes no mesmo lugar até que todos os amassados se alisem, na escrita, cada nova leitura é uma passada de ferro.

Eu não ia escrever essa história, mas ela cresceu dentro de mim, senti necessidade e depois que ela estava praticamente pronta, conforme ia lendo o texto, músicas pipocavam na minha cabeça, em uma das versões os capítulos ganharam trechos de música, depois a coisa toda mudou e eu usei outra fórmula, no fim das contas, para escrever uma história é preciso se envolver com ela, escutar o que ela está pedindo e nunca se apegar ao que já foi escrito, desapegar e apagar dói, mas é para nosso próprio bem!

Apesar de eu ser "dismúsica" – termo que eu usei muito em 1997, depois de assistir à palestra do maravilhoso Daniel Goleman sobre as inteligências múltiplas –, a música faz parte da minha vida, tenho a maior dificuldade de lembrar nome de canções, compositores e intérpretes, mas ela está presente! Apesar de ter tirado isso do texto, fica aqui a lista das músicas que eu ouvi ou lembrei enquanto escrevia.

Sol de Primavera - Beto Guedes

As profecias - Raul Seixas

Luz do Sol - Caetano Veloso

Travessia - Milton Nascimento

Drão - Gilberto Gil

Free Bird - Lynyrd Skynyrd

Tears in Heaven - Eric Clapton

You've Got a Friend In Me - Randy Newman

Alle porta del sole - Gigliola Cinquetti

Malandro é Malandro, Mané é Mané - Bezerra da Silva

Cheia de Charme - Guilherme Arantes

Ovelha Negra - Rita Lee

Mrs Robbinson - Simon & Garfunkel

Minha mãe mandou eu escolher esse aqui - Brincadeira infantil
Fiandeira - Tetê Espínola
Você não soube me amar - Blitz
Eduardo e Mônica - Legião Urbana
Exagerado - Cazuza
Ronda - Paulo Vanzolini
Alegria, Alegria - Caetano Veloso
Você não vale nada, mas eu gosto de você - Calcinha Preta
Terezinha de Jesus - Cantiga Infantil
Volare - Tutto Modugno
Recado - Joana
Gota D'Água - Chico Buarque
Anoiteceu - Canção Popular
João e Maria - Chico Buarque
Cartomante - Elis Regina (?)
Have You Ever Really Loved A Woman - Bryan Adams
Roda Viva - Chico Buarque
Bichos Escrotos - Titãs
You've Got a Friend - James Taylor
Adeus Ano Velho - Canção Popular
Quizás, quizás, quizás - Los Panchos
Cheek to Cheek - Louis Armstrong (?)
Perhaps, perhaps, perhaps - Cake
Dream, I Dream - Les Misérables
Crazy - Gnarls Barkley
Quem te vê, Quem te viu - Chico Buarque
Nem sempre se vê - Lobão e os Ronaldos
Volta por Cima - Paulo Vanzolini
Mulheres de Atenas - Chico Buarque
Não Existe Amor em SP - Criolo
Don't get me wrong - The Pretenders
Cheiro de Amor - Maria Bethânia

A arte de seguir em frente

Gita - Raul Seixas

Fly Away - Lenny Kravitz

Baby, it's cold outside - Lady Gaga

Him for her - Pretenders

Dream - FleetWood Mac

Outra observação da mulher que observa.

Enquanto escrevi este livro, me compadeci das milhares de viúvas, viúvos, filhos e filhas, mães e pais que perderam seus entes queridos para a doença mais inclemente de que se tem notícia, sofri por cada uma dessas pessoas, por elas não terem tido o conforto de poder se despedir com dignidade, não poder estar ao lado de seus entes queridos.

Ontem mesmo escutei uma história que me tocou profundamente. O marido dessa mulher, mais ou menos da minha idade, estava tossindo, foi ao médico fez o exame da Covid-19, não era, tratou como gripe.

Dias depois, como a tosse não passava, voltaram para o atendimento, o médico então solicitou uma chapa do pulmão. Descobriram uma anomalia, ao investigar, ele foi diagnosticado com câncer, mas o que viram no raio-X era uma metástase.

Até que marcassem um horário num oncologista, fossem feitos os exames, não se passou nem um mês, mas, ao cabo de quinze dias, esse homem, novo e saudável, faleceu.

Tive vontade de ligar para essa mulher que eu não conheço e oferecer meu apoio, explicar que eu nem posso imaginar a dor que ela está sentindo, que nem de longe posso supor de onde ela vai tirar forças para encarar o que vem pela frente.

Queria só deixar registrada minha solidariedade a todas as pessoas que foram afetadas pelos eventos nefastos dos últimos dois anos e dizer que a gente é como água, sempre encontra uma fresta, uma rachadura, um caminho para seguir em frente, pode demorar um pouco, mas a vida segue.

Tive vontade de mandar isso para ela. Pensando nisso, deixo aqui uma coisa que eu escrevi mais para mim que para os outros quando eu escrevia para apoiar pacientes com câncer, aqui fiz um mix de dois textos e transformei num só.

"George Lucas, o renomado diretor de cinema, em algum momento leu Joseph Campbell (um professor norte-americano, famoso por seus estudos de mitologia e religião comparada) e não sei como transformou "O herói de mil faces", publicado em 1949, na fantasia mais lucrativa de todos os tempos!

Não vou contar a história não, aliás em tempos de confinamento maratonar Star Wars até que é uma boa ideia, você pode escolher o caminho em ordem de lançamento, ou o mais fácil, por ordem cronológica, fica a dica, de qualquer jeito vale a pena!

"Em lugar escuro estamos nós. E mais conhecimento ilumina nosso caminho", Mestre Yoda, o objetivo da vida é evoluir, melhorar e como fazer isso sem informação? Buscar a verdade é o caminho da evolução, cada um de nós trilha sua jornada pelo crescimento, romper as velhas ideias, questionar o que está posto é o primeiro passo!

Já que você aceitou o caminho, aproveite e "treine a si mesmo a deixar partir tudo que teme perder" (M Y), "você não pode impedir a mudança, assim como não pode impedir que os sóis se ponham" (Shmi Skywalker), apesar de não poder controlar o futuro, muita coisa podemos fazer para nos adaptar. Muitas vezes percebemos que "Não podemos ganhar, mas existem outras formas de lutar".

"O medo é o caminho para o lado sombrio, o medo traz raiva, a raiva traz ódio e o ódio traz o sofrimento", mas saiba que "o lado negro não é o mais poderoso, apenas o mais rápido, mais fácil e o mais sedutor".

Mesmo que tudo pareça estar fora de ordem, lembre-se: "esse é um novo dia, uma novo começo", sempre podemos começar de novo, só depende de nós, "esteja consciente dos seus pensamentos, eles traem você" (Obi Wan kenobi), "seu foco determina sua realidade", "com o tempo aprenderá a confiar nos seus instintos, então será invencível".

Acredite nesta verdade, o poder está nas suas mãos, você pode tudo, comece por tomar as rédeas da sua vida, tome decisões, "faça ou não faça, tentativa não conta". A cura depende do desejo e da atitude, faça suas escolhas, não existe lugar neutro, não há como se esconder do curso da vida. Isso serve para todo mundo, paciente ou não!

'Mesmo que você esteja passando pelo momento mais desafiador da sua vida, reconheça sua singularidade e acesse a força que existe em você. A vida oferece desafios e você escolhe como enfrentá-los: como protagonista ou vítima!

A arte de seguir em frente

A vítima precisa ser salva, o protagonista reconhece sua potência, aceita o desafio como oportunidade de crescimento, transformação e renascimento, quando terá que se despir dos velhos hábitos e iniciar uma nova jornada!

Será necessário encontrar aliados, planejar estratégias, aceitar ajuda, pode ser que você queira retroceder mas a batalha só será vencida se empunhar as armas disponíveis e lutar!

Que a força esteja com você!